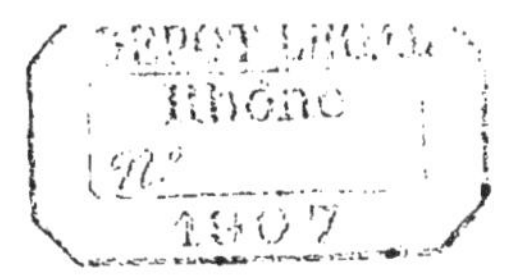

Dr MOUSSA KHAN

Elève de l'Ecole du Service de Santé Militaire de Lyon

Médecin Stagiaire au Val-de-Grâce

Contribution à l'Etude hygiénique des Nouveaux Appareils de Chauffage Sans tuyau de dégagement

LYON

A. STORCK & Cie, IMPRIMEURS-ÉDITEURS

8, Rue de la Méditerranée, 8

1906

A SON EXCELLENCE

ABOUL-GHASSÈME KHAN

NASSER-EL-MOLK

Ministre des Finances de Perse

Etc., etc.

Je dédie ce modeste travail.
Bien humble témoignage de profond
et infini respect.

A SON EXCELLENCE

NAYER-EL-MOLK

Ex-Ministre de l'Instruction publique de Perse

A SON EXCELLENCE

Le Général NAZAR-AGHA

Yamines-Saltanet

Ex-Ambassadeur de Perse à Paris

A SON EXCELLENCE

SAMAD-KHAN

Momtazes-Saltanet

Ministre plénipotentiaire de Perse à Paris

A MON PÈRE

MIRZA DJAVAD-KHAN

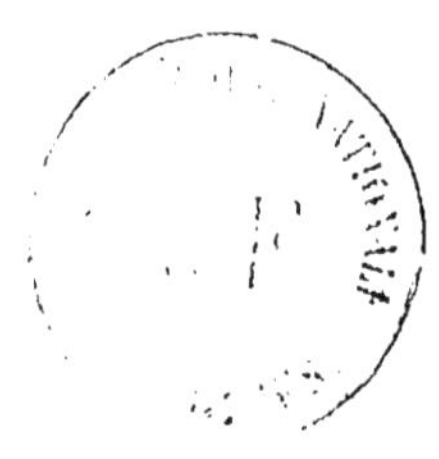

Mon premier Maître, au dévouement duquel je dois tout, faible gage de ma profonde gratitude et de mon éternelle affection.

A MON FRÈRE

MIRZA ISSA-KHAN

Témoignage de mon affectueux attachement.

A MON PRÉSIDENT DE THÈSE

M. le Professeur Jules COURMONT

Professeur d'Hygiène à la Faculté de Médecine de Lyon

Médecin des Hôpitaux

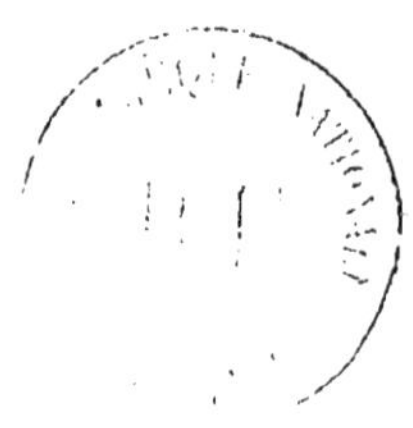

Nous sommes fiers de compter au nombre de ses élèves. Il nous fait aujourd'hui le très grand honneur de présider notre thèse : nous tenons à l'en remercier vivement et le prions de croire à notre très respectueuse reconnaissance.

A M. le Professeur DOYON

Professeur-Adjoint de Physiologie

A M. le Professeur Agrégé PIC

Médecin des Hôpitaux

A M. le Professeur Agrégé MOREL

Nous sommes heureux de leur adresser nos meilleurs remerciements pour l'honneur qu'ils nous font en acceptant d'être nos juges.

A M. le Médecin-Major CHAVIGNY

Ex-Répétiteur à l'École du Service de Santé Militaire
Professeur Agrégé au Val-de-Grâce.

Il nous inspira le sujet de ce travail. Nous sommes heureux de rendre hommage ici à sa compétence et à son amabilité. Qu'il soit assuré de notre profonde gratitude.

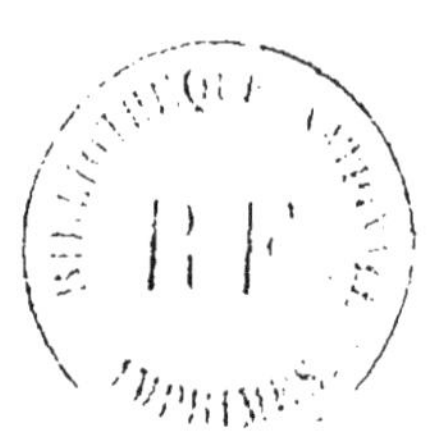

A MES MAITRES
DE LA FACULTÉ DE MÉDECINE DE LYON

A MES MAITRES DE L'ÉCOLE
DU SERVICE DE SANTÉ MILITAIRE

A MES AMIS

A MES CAMARADES DE L'ÉCOLE
DU SERVICE DE SANTÉ MILITAIRE

AVANT-PROPOS

Après un séjour de huit années en France, nous voici arrivé au terme de nos études médicales. Nous nous faisons un devoir comme un plaisir de remercier vivement au début de ce travail tous ceux qui se sont intéressés à nous.

Notre reconnaissance bien sincère va d'abord au Gouvernement de la République Française. Grâce à lui nous avons trouvé sur cette terre étrangère, dans cette École Militaire, comme une seconde demeure, où des amis ont atténué le regret de la famille absente, où des maîtres savants et dévoués, tant à la Faculté de Médecine qu'à l'École même, nous ont donné le meilleur de leur science et manifesté le plus vif intérêt. Cet excellent souvenir de la France restera gravé dans notre mémoire avec la parole célèbre de Henri de Bornier : « Tout homme a deux pays, le sien et puis la France. »

Pendant deux années M. le Médecin Inspecteur général Claudot, alors qu'il était directeur de l'École du Service de Santé Militaire, fut pour nous un chef affable et plein de bonté.

M. le Médecin Inspecteur Vaillard, aujourd'hui à la tête de cette École, s'intéressa vivement à nos études ; qu'il daigne accepter, avec nos remerciements, l'expression de nos sentiments les plus respectueux.

Nous avons contracté également une dette de reconnaissance à l'égard de M. le médecin principal de 1re classe Chevassu et de M. le médecin principal Descour, Sous-directeurs de l'École.

Durant ces quatre années M. le médecin major de 1re classe Boisson, major de l'École, eut le souci constant de notre santé et nous prodigua ses soins tout paternels dont le souvenir restera toujours profondément gravé dans notre mémoire.

Nous tenons à remercier du fond du cœur tous nos répétiteurs :

M. le médecin major de 1re classe Ecot qui en maintes circonstances nous réserva l'accueil le plus aimable.

M. le médecin major de 1re classe Georges, actuellement professeur au Collège Impérial de médecine à Téhéran.

MM. les médecins majors de 1re classe Ruotte, Niclot et Braün.

MM. les médecins majors Vialle, Pécheux, Chavigny, Galley (actuellement professeur au Collège Impérial de Médecine à Téhéran), Lafforgue et Rouvillois.

Nos remerciements vont aussi à Messieurs les médecins majors surveillants que nous avons connus.

Nous réunissons dans le même sentiment de reconnaissance et de légitime admiration tous nos maîtres de la Faculté et des hôpitaux. Non seulement nous fûmes toujours aimablement reçu par eux mais encore ils nous ont maintes fois prodigué leurs précieux conseils et leurs encouragements.

Mme et M. Delaplace, Directeur de l'Institut Commercial de Vincennes, nos premiers guides sur cette terre étrangère, nous reçurent toujours avec une amabilité extrême, qu'ils reçoivent ici l'expression de notre sincère reconnaissance.

M. le Dr Emir Khan fut pour nous un excellent ami pendant l'année que nous vécûmes ensemble dans cette Ecole, qu'il soit assuré de notre inaltérable amitié.

M. le Dr Rouzaud, médecin stagiaire au Val-de-Grâce, à qui nous devons une de nos observations fut pour nous le plus aimable et le plus complaisant des camarades, nous l'en remercions bien cordialement.

Nous ne saurions pas davantage oublier de quel agrément nous fut la compagnie de nos sympathiques compatriotes et amis les Drs Karim Khan et Sohrab Khan : nous tenons à les en remercier vivement et à les assurer de notre entière confiance et de notre sincère et solide amitié.

M. K.

Lyon, le 17 décembre 1906.

INTRODUCTION

En qualité d'étudiant persan, nous sommes venu chercher en France, en même temps qu'une solide instruction médicale, les notions éminemment pratiques de l'hygiène sociale, cette science née d'hier, et appelée déjà « la civilisatrice de l'avenir ». Durant le cours de nos études médicales, elle n'a cessé de nous attirer ; aussi avons-nous tenu à lui consacrer notre modeste travail inaugural.

Nous nous sommes proposé d'envisager un des côtés d'une question sociale des plus pratiques : « le chauffage local ».

Notre but n'est point d'étudier tous les modes de chauffage actuellement en usage, avec leurs appareils, du reste très variés ; des volumes seraient nécessaires pour une description aussi complète. Nous voulons simplement montrer, à propos des appareils modernes de chauffage privés d'un système de dégagement des gaz de combustion, que le public a une invincible tendance à donner la préférence aux types les plus défectueux au point de vue hygiénique. Cette tendance est irrationnelle, elle est dangereuse ; il faut la combattre, bien que l'engouement du public ne soit guère favorable à une campagne de ce genre.

« Il devrait être inutile, dit M. le Dr Chavigny, de démontrer qu'il est malsain de laisser déboucher un tuyau de cheminée dans une pièce habitée, mais une vérité aussi simple étant dans la pratique parfaitement méconnue, il devient nécessaire de la rappeler. L'excuse que peut invoquer le public vis-à-vis d'une semblable erreur, c'est qu'en langage courant l'on confond les termes fumée et gaz d'un foyer sans tenir compte que les gaz irrespirables ou toxiques peuvent être absolument inodores. »

Après un court historique, notre travail comprendra quatre chapitres :

Dans le premier, nous étudierons les qualités théoriques et pratiques des appareils de chauffage en général.

Dansle second, nous passerons en revue les différents appareils de chauffage sans tuyaux ni orifice de dégagement au dehors des produits de combustion.

Dans le troisième, nous verrons ce que consomment et ce que dégagent ces appareils.

Le quatrième chapitre comportera des considérations d'ordre physique et d'ordre médical. A l'aide d'observations, nous étudierons les dangers, parfois mortels, qui doivent faire rejeter l'utilisation de ce mode de chauffage.

HISTORIQUE

L'homme s'est toujours efforcé de maintenir, en allumant du feu pendant la saison froide, un certain degré de chaleur à l'intérieur de ses habitations qui participent trop aisément aux variations de la température extérieure. On sait en effet que, pendant l'hiver, les murs, perdant de la chaleur et par conductibilité et par rayonnement, se refroidissent et refroidissent à leur tour l'atmosphère des locaux. D'autres causes encore, non moins importantes, telles qu'une ventilation exagérée, concourent au même résultat.

Un fait est remarquable dans l'histoire du chauffage, c'est que toujours nos ancêtres se préoccupaient de donner une issue à la fumée, entraînant, pensaient-ils, avec elle les gaz délétères.

Dans les temps les plus reculés, le foyer était sur le sol même au milieu de l'habitation, et la fumée s'échappait par une ouverture ménagée dans le toit.

En Espagne et en Italie, on employait des « braseros », sortes de bassines en cuivre dans lesquelles on brûlait du charbon : mais le mauvais état des clôtures, et souvent l'absence de vitres aux fenêtres, permettaient à l'acide carbonique et l'oxyde de carbone de s'échapper librement. « Dans l'ancien sérail de Stamboul, comme dans le palais pontifical du Quirinal à Rome, deux « mangals » ou vases métalliques très larges et richement ornés, sont disposés dans la salle du trône, pour recevoir en hiver un combustible sans fumée » (M. Lévy) (1). Ces procédés rudimentaires de chauffage existent d'ailleurs, encore aujourd'hui, chez certaines peuplades et, en Perse, chez les paysans du département de Guilan, où le bois abonde. Dans un coin de la chambre ces derniers font, avec de la terre, une sorte de cheminée n'ayant de celle-ci que la forme, et ne communiquant en aucune façon avec l'air extérieur. Ces foyers primitifs n'ont point de gaine, et, par conséquent, il n'y a point pour l'évacuation au dehors des produits de la combustion, d'autre orifice que la porte de la pièce, mais celle-ci reste toujours ouverte. Généralement ces chambres n'ont qu'une porte : par la partie supérieure sort constamment un mélange d'air et de fumée : de l'air froid entre par la partie inférieure et constitue dans la chambre une zone d'air respirable.

Il est à peine utile d'ajouter que l'on ne peut y rester debout sans ressentir un douloureux picotement des conjonctives, avec abondant larmoiement, et sans éprouver une sensation d'étouffement due à la fumée. Aussi ces paysans vivent-ils étendus à terre,

(1) Michel Lévy : *Traité d'hyg. publ. et privée*, 5e édit., 1869, t. I, p. 605.

pour ne pas avoir la tête dans la zone supérieure de fumée, et un peu loin de la cheminée, pour ne pas être incommodés par la chaleur rayonnante.

Dans la suite des siècles on arriva à l'invention de la cheminée, dont aucun document ne permet de prouver l'existence avant l'année 1347 (Proust). D'après une inscription trouvée à Venise, et portant cette date, un tremblement de terre en renversa un grand nombre. Longtemps la cheminée eut une disposition vicieuse ; « la forme carrée du foyer ne se prêtait nullement à la réflexion du calorique » et parfois, on installait des sièges dans l'intérieur de la cheminée elle-même. Cette coutume se retrouve encore dans certaines campagnes, surtout dans les Pyrénées et la Savoie. Les cheminées, dont le moyen âge nous a légué des spécimens fort remarquables au point de vue architectural, atteignaient à cette époque des dimensions considérables, dont quelques châteaux historiques montrent encore de curieux exemples. Peu à peu les constructeurs sont arrivés à des types plus réduits, et l'un des plus connus aujourd'hui, la cheminée à la prussienne, est un des plus petits qui soient appliqués au chauffage des habitations.

Ainsi, dans cette première période de « chauffage avec fumée » où l'on utilisait comme matériaux de combustion le bois, le charbon de bois, les houilles maigres et les houilles grasses, l'emploi d'un conduit d'évacuation ou d'un orifice de dégagement était regardé comme nécessaire.

Un mode de chauffage « sans fumée et sans odeur »

devait retenir l'attention du public, et dès 1830 en effet, le gaz d'éclairage, à peine découvert, devenait un moyen de chauffage utilisé d'abord dans les laboratoires.

On sait quelle résistance opiniâtre la population de Paris avait opposée vers 1817 à l'éclairage au gaz. Des écrivains instruits comme Charles Nodier insistaient sur les méfaits du gaz : « des arbres meurent, les peintures des cafés noircissent, des gens sont asphyxiés, des voitures versent dans les trous creusés au milieu des chaussées, la devanture d'une boutique saute, etc. », tous ces accidents étaient exploités avec habileté par le spirituel chroniqueur. Cependant depuis 1840, nombre d'inventeurs créèrent des appareils destinés à la cuisine au gaz et au chauffage des appartements.

Au congrès d'hygiène de Londres, en 1884, l'attention du Jury et du public fut attirée par des poêles à gaz très perfectionnés. A l'exposition universelle de 1889, on a pu voir une rôtissoire à gaz à plusieurs étages, qui permettait de rôtir 200 poulets par jour. C'est surtout depuis cette époque que la question du chauffage au gaz a fait de grands progrès, tant en France qu'à l'étranger; elle a soulevé récemment en Allemagne de vives discussions et « la meilleure preuve, écrit le Dr Richard, qu'on s'en occupe beaucoup chez nos voisins, est qu'elle figurait, en 1895, au nombre des cinq grandes questions qui étaient à l'ordre du jour, pour le congrès de l'association des hygiénistes allemands ». Nous ne citerons que deux noms parmi les auteurs qui se sont le plus occupés de cette question : en Allemagne celui du professeur Meidinger, de Carlsruhe, en France, celui du Dr Richard, ex-professeur d'hygiène au Val-de-Grâce.

Parallèlement au chauffage au gaz d'éclairage, mais un peu plus tard, le chauffage au pétrole, aussi « sans fumée et sans odeur » prenait un développement considérable. Certes, l'histoire du pétrole est plus vieille que celle du gaz ; ce combustible faisait partie du feu grégeois, et c'est grâce à lui que l'ingénieur syrien Callecinus parvint à brûler, en l'an 673, la flotte des Sarrazins devant Cyzique. Déjà en 1802, la ville de Gênes était éclairée au pétrole. Mais la véritable industrie du pétrole date de la découverte des riches gisements de l'Amérique du Nord, vers 1859. Alors qu'en Russie et aux État-Unis le pétrole est surtout utilisé pour le chauffage industriel, en France, à part son application à la marine militaire, on l'utilise surtout pour le chauffage domestique. Les fourneaux de cuisine se sont surtout répandus depuis l'exposition de 1878 ; ils sont admis parmi les ustensiles courants, dans les villes et villages qui ne possèdent pas de gaz d'éclairage. En 1901, dans un article de la *Revue d'Hygiène et de Police sanitaire* sur « le chauffage privé au pétrole », le Dr Chavigny signalait les dangers que ces appareils à pétrole, sans tuyaux de dégagement, présentaient pour la santé publique. Cependant les constructeurs ne laissèrent pas de redoubler d'ardeur. A cette époque l'alcool fut appliqué à son tour au chauffage, et les appareils se multiplièrent pour engager le public à utiliser ce mode de chauffage. Aujourd'hui, avec le gaz et le pétrole, l'alcool semble retenir plus que jamais la faveur du public, pour l'usage domestique. Le danger est grand, car la plupart des appareils utilisant ces combustibles ne présentent pas de tuyau de dégagement des gaz de combustion. Il n'intéresse pas seulement le foyer domestique, puisqu'il s'étend parfois à des collectivités, puisque des services généraux attentent quotidiennement à la santé publique par l'emploi d'appareils de ce genre. Nous ne pouvons à ce propos nous dispenser de reproduire un article d'André Lefèvre sur « L'exposition de fourneaux (1). »

On a sans doute tout prévu, dit-il, au Grand-Palais, tout, sauf des moyens de chauffage, car on imagina de chauffer les salles avec des poêles à combustion lente. C'était déjà fâcheux, mais ce fut d'autant plus intolérable que, faute de cheminées peut-être, on les laissa tranquillement dégager les produits de la combustion dans l'air que les visiteurs respirent. Vous voyez ça ? Imaginez que vous sortiez de la cheminée une salamandre, que vous coiffiez le moignon de tuyau d'un tuyau vertical et que vous installiez le tout au milieu de votre appartement. C'est une opération que je ne vous conseillerai point de tenter, car abstraction faite des dangers qu'elle présenterait, vous seriez accusé de vouloir vous suicider, ou taxé d'aliénation mentale.

« Si un industriel ou un commerçant voulait chauffer de pareille manière ses magasins ou ses ateliers, l'inspection du travail y mettrait bon ordre. C'est cependant ce qu'a pu faire dans un bâtiment de l'État le Salon d'Automne, non pas avec un de ces ustensiles mortels, mais avec une collection.

(1) Article paru dans le *Journal* du 29 novembre 1905.

Il y en avait de toutes les paroisses. On aurait dit une seconde exposition, une exposition de fourneaux au milieu d'une exposition de peinture. On sait partout, sauf parait-il chez les artistes, que les produits de combustion du charbon sont dangereux. Je dirai même, au cas où ces messieurs que l'ignoreraient, chaque année, des gens se suicident ainsi.

Le réchaud de charbon de bois fait trop souvent parler de lui. Les malheureux qui recourent à cette mort atroce, car c'est une des plus affreuses, obtiendraient un résultat bien plus rapide et bien plus certain, s'ils substituaient, comme ces messieurs du Salon d'Automne, le poêle mobile au classique réchaud...

« Il parait donc tout à fait excessif que l'on puisse, en plein Paris, sans que personne s'en émeuve, sans que la préfecture de police, ni les services d'hygiène puissent rien dire — dans un bâtiment de l'État, — organiser ainsi des salles d'asphyxie publiques...

« Il est clair, d'ailleurs, que les organisateurs ont péché plutôt par ignorance qu'autrement. Ce sont, je le veux bien, d'excellents artistes, mais un peu d'hygiène ne diminuerait certainement point le plaisir qu'on éprouve à contempler leurs œuvres... »

Le danger de ces appareils sans tuyau prend, de jour en jour, des proportions considérables ; il devient un mal public, social, et il importe aux hygiénistes d'y remédier, ou tout au moins de le dénoncer.

« Il ne faut pas remonter bien loin en arrière pour retrouver une période à laquelle l'Académie de médecine a dû peser de toute son autorité pour faire rejeter les poêles mobiles avec ou sans tuyaux, les nombreux cas d'asphyxie relevés quotidiennement à cette époque n'ayant pas suffi pour éclairer ou convaincre le public ; les poêles ont depuis disparu presque complètement de l'usage. »

Quelque temps après (1889), le Conseil d'hygiène de la Seine publiait les instructions suivantes, relatives à leurs emplois :

1° Les combustibles destinés au chauffage et à la cuisson des aliments ne doivent être brûlés que dans des cheminées, poêles et fourneaux, qui ont une communication directe avec l'air extérieur, même lorsque le combustible ne donne pas de fumée. Le coke, la braise et les diverses sortes de charbon qui se trouvent dans ce dernier cas sont considérés à tort par beaucoup de personnes comme pouvant être brûlés impunément à découvert dans une chambre abritée. C'est là un préjugé des plus fâcheux ; il donne lieu tous les jours aux accidents les plus graves, quelquefois même il devient cause de mort. Aussi doit-on proscrire l'usage des braséros, des poêles et des calorifères portatifs de tout genre qui n'ont pas de tuyaux d'échappement au dehors. Les gaz qui sont produits, pendant la combustion, par ces moyens de chauffage, et qui se répandent dans l'appartement, sont beaucoup plus nuisibles que la fumée de bois.

2° On ne saurait trop s'élever contre la pratique dangereuse de fermer complètement la clef du poêle ou la trappe intérieure d'une cheminée qui contient encore de la braise allumée. C'est là une des causes d'asphyxie les plus communes. On conserve, il est vrai, la chaleur dans la chambre ; mais c'est aux dépens de la santé et quelquefois de la vie.

3° Il faut proscrire formellement l'emploi des appareils et poêles économiques à faible tirage, dits « poêles mobiles », dans les chambres à coucher et les pièces adjacentes.

4° L'emploi de ces appareils est dangereux dans les locaux occupés en permanence par des employés, et dont la ventilation n'est pas largement assurée par des orifices constamment et directement ouverts à l'air libre.

5° Dans tous les cas, le tirage doit être convenablement garanti par des tuyaux ou cheminées présentant une section et une hauteur suffisantes, complètement étanches, ne présentant aucune fissure ou communication avec les appartements contigus, et débouchant au-dessus des fenêtres voisines. Il est indispensable à cet effet, avant de faire fonctionner le poêle mobile, de vérifier l'isolement absolu des tuyaux ou cheminées qui le desservent.

6° Il ne suffit pas qu'un poêle portatif soit muni d'un bout de tuyau, destiné à être simplement engagé sous la cheminée de la pièce à chauffer. Il faut que cette cheminée ait un tirage convenable.

7° Il importe, pour l'emploi de semblables appareils, de vérifier préalablement l'état du tirage, par exemple à l'aide de papier enflammé. Si l'ouverture momentanée d'une communication avec l'extérieur ne lui donne pas l'activité nécessaire, on fera directement un peu de feu dans la cheminée avant d'abandonner ce poêle à lui-même. Il sera bon, dans le même cas, de tenir le poêle un certain temps en grande marche (avec la plus grande ouverture de régulateur).

8° On prendra scrupuleusement ces précautions chaque fois que l'on déplacera un poêle mobile.

9° On se tiendra en garde, principalement dans le cas où le poêle est en petite marche, contre les perturbations atmosphériques qui pourront venir paralyser le tirage et même déterminer un refoulement des gaz à l'intérieur de la pièce. Il est utile, à cet effet, que les cheminées ou tuyaux qui desservent le poêle soient munis d'appareils sensibles, indiquant que le tirage s'effectue dans le sens normal.

10° Les orifices de chargement doivent être clos d'une façon hermétique, et il est nécessaire de ventiler largement le local chaque fois qu'il vient d'être procédé à un chargement de combustible.

Ces instructions ne doivent-elles pas s'appliquer à l'emploi des appareils au gaz, au pétrole et à l'alcool sans tuyau de dégagement ? Sous des formes différentes, les inconvénients restent les mêmes, les dangers n'en sont pas moindres.

C'est là, d'ailleurs, l'opinion qu'exprimait Geneste-Herscher, dans son rapport au XIIIe Congrès international d'hygiène (Bruxelles 1903), sur « les progrès réalisés depuis vingt ans en matière de chauffage et de ventilation des habitations privées et collectives » : « Que dire des prétendus perfectionnements survenus depuis vingt ans ? Poêles mobiles, à combustion lente, dont les victimes ne se comptent plus ; poêles à gaz, à pétrole, à alcool, que sais-je ? évacuant tous plus ou moins, les produits de la combustion dans la pièce où ils sont placés ! Cela c'est le progrès à rebours ».

CHAPITRE PREMIER

Le chauffage des enceintes habitées, comme l'a dit très justement Trélat, n'est pas un simple problème de physique, tel que l'envisageait Péclet, et dont la solution consisterait à « produire et amener, d'une manière quelconque, au sein des locaux, la quantité de calories voulues pour compenser la déperdition de chaleur qui s'effectue à travers les parois ». Elever le milieu ambiant à une température donnée n'est que la condition primaire la plus simple. Il faut encore que l'appareil de chauffage présente : 1° des qualités théoriques réclamées par l'hygiène ; 2° des qualités pratiques recherchées du public.

QUALITÉS THÉORIQUES

A) Rapidité du chauffage.
B) Economie de combustible.
C) Répartition uniforme du calorique.
D) Evacuation complète des gaz.

A) *Rapidité du chauffage.* — Ce que l'on demande pour le chauffage domestique, c'est que les appareils puissent porter rapidement à la température voulue la pièce dans laquelle ils sont placés ; ceci au moins dans les climats tempérés où le chauffage est intermittent. Au contraire, dans certaines contrées froides, la Russie par exemple, le chauffage étant nécessaire pendant toute la journée, on recherchera la combustion lente. Pour cela, on emploiera de grands poêles en faïence qui seront longs à allumer, mais lents à s'éteindre. Cette rapidité ou cette lenteur du chauffage varient évidemment avec les combustibles employés. Le charbon de bois, le coke, l'anthracite, qui ont des pouvoirs calorifiques absolus à peu près égaux, brûlent d'une façon très différente : le charbon de bois s'enflamme facilement, et se consume ensuite avec rapidité ; au contraire, le coke, et surtout l'anthracite, s'allument difficilement, et ont besoin d'être en grandes masses pour produire tout leur effet utile. Au contraire, le gaz, le pétrole et l'alcool brûleront immédiatement et dégageront la chaleur : sans aucun doute ils présentent sur ce point un gros avantage, et attirent pour cela l'attention de l'hygiéniste.

B) *Economie du combustible.* — Une deuxième qualité théorique, non moins importante que la première, exigée de tout appareil de chauffage, c'est l'économie de combustible, surtout quand le chauffage doit être prolongé. Toujours tenté par cet avantage d'une économie à faire, le public tolérera quelquefois un gros inconvénient, pourvu que sa bourse n'en souffre pas. A ce propos, il convient de reproduire ici le tableau du pouvoir calorifique des divers combustibles.

Bois sec	4.000 calories
Bois à 30 p. 100 d'eau	3.000 —
Charbon de bois.	7.000 —
Tourbe sèche	5.300 —
Houille moyenne	8.000 —
Coke	6.800 —
Pétrole	10.400 —
Gaz d'éclairage	10.100 —
Alcool dénaturé à 90°.	5.500 —

Connaissant le pouvoir calorifique des divers combustibles et leur prix marchand, il est facile par un simple calcul d'évaluer la valeur économique de chacun d'eux. « En tenant compte de ces deux éléments, dit Guiraud, c'est, aux prix actuels, la houille qui revient le meilleur marché, puis vient le coke et enfin le bois qui serait de beaucoup le combustible le plus cher »,

D'ailleurs les chiffres ci-dessus représentent la puissance calorifique des combustibles mesurée au calorimètre, et, dans la pratique, le calorique développé par leur combustion est sensiblement moindre. C'est ainsi que le rendement calorifique du gaz d'éclairage n'est que de 18 à 31 pour 100 du chiffre théorique : celui de l'essence de pétrole de 14 à 18 p. 100, et celui d'alcool dénaturé de 24 p. 100. « Il faut aussi tenir compte, pour apprécier la valeur économique d'un combustible, de la facilité plus ou moins grande avec laquelle il brûle, de la flamme qu'il développe pendant sa combustion (Guiraud) ».

C) *Uniformité de la chaleur répartie.* — Un point non moins délicat est d'obtenir une température sensiblement uniforme dans les diverses parties d'une pièce, par suite des différences dans la transmission de la chaleur à travers les parois, selon leur nature, et selon qu'elles séparent l'enceinte habitée, tantôt de l'atmosphère extérieure, tantôt d'un local chauffé ou non. La température d'une pièce a naturellement des chances pour offrir au voisinage du plafond quelques degrés de plus qu'au niveau du plancher. Or c'est plutôt le contraire qui serait désirable afin d'avoir, suivant le vieil adage, les pieds plus chauds que la tête. Ainsi le chauffage par convection, c'est-à-dire par l'air chaud, se prête fort mal à une distribution rationnelle de calorique ; quelle que soit la situation des bouches d'admission dans l'enceinte à chauffer, cet air se porte contre le plafond d'où il descend peu à peu, à mesure qu'il se refroidit le long des parois verticales.

D) *Évacuation complète des gaz de combustion.* — Voilà la grosse question pour l'hygiéniste, celle-là même pour laquelle il rejette d'emblée tous les appareils de chauffage sans tuyau. La cheminée est, sans conteste, le mode de chauffage le plus hygiénique, d'autant plus qu'elle est un agent actif de ventilation : les gaz qui résultent de la combustion, plus légers que l'air en raison de leur température, s'élèvent rapidement, et provoquent un appel d'air pur, qui pénètre par tous les mal-joints des portes, des fenêtres, etc.

« Est-il rien de comparable au bien-être, à l'agrément, à la gaieté, qui rayonnent avec la chaleur autour d'un brillant feu découvert dans une vaste pièce ?

« L'espace ne manque pas, partout on respire sainement ; à distance, les lambris et les meubles attiédis maintiennent le corps dans un parfait équilibre thermique. Mais ces bienfaits ne sont réalisables qu'au milieu d'un grand luxe : luxe d'espace, fournissant de grandes pièces ; luxe de combustible, autorisant les vastes foyers en travail continu, et ne permettant qu'au bois d'y entrer ; luxe de domesticité, corrigeant le dégagement des poussières par des soins minutieux » (Trélat).

La voix de l'hygiéniste est bonne pour les pauvres comme pour les riches, et si les premiers ne peuvent « à un foyer réconfortant, sous la cheminée, contempler les flammes joyeuses » du moins ne doivent ils pas devenir les malheureuses victimes des gaz de combustion.

Il est de la plus haute importance de remarquer que lorsqu'on emploie des appareils à gaz, il faut absolument ventiler le local dans lequel ils se trouvent et qu'il y a lieu de prendre les dispositions nécessaires pour évacuer les produits de la combustion et éviter qu'ils ne se mélangent à l'atmosphère du local. Si ces précautions sont négligées, les gaz de la combustion qui se dégagent dans la pièce, peuvent à la longue avoir une influence très fâcheuse sur la santé des occupants, en même temps qu'ils détériorent les peintures, les tentures, etc. (Ser).

Gréhant, dans ses diverses communications et dans un ouvrage « Les poisons de l'air » s'occupa de l'action toxique de l'oxyde de carbone et de l'acide carbonique, à propos de quelques appareils de chauffage. Il faisait remarquer avec justesse qu'en pratique « on ne se préoccupe pas assez de la viciation de l'air produite dans l'atmosphère par la combustion du gaz et qui détermine du malaise, des phénomènes congestifs de la face, etc ». Plus loin, en terminant l'exposé de ses expériences sur l'absorption de CO^2 par la respiration chez l'homme, il disait : « J'insiste beaucoup sur ces faits, qui démontrent qu'il ne faut pas laisser dégager dans l'air, que l'homme doit respirer, des gaz toxiques, produits par les foyers allumés ».

« Nous avons voulu nous rendre compte, écrit le Dr Giraud dans sa thèse, si les brûleurs à gaz et les poêles à pétrole que l'on emploie souvent aujourd'hui, brûlaient complètement leurs gaz, et si les émanations que certaines personnes ont nettement reconnues à leur voisinage, offraient quelque danger. » Cet auteur arrivait à cette conclusion, que la limite d'usage de ces appareils est au maximum de quatre à cinq heures. Nous verrons plus loin si les expériences sur lesquelles se basait le Dr Giraud n'étaient pas entachées d'irrégularités.

Voilà donc les quatre qualités essentielles que le public devrait exiger de tout appareil de chauffage. En pratique il n'en est rien, et malheureusement que demande-t-il à un appareil de chauffage ?

A) Economie d'achat premier.

B) Facilité d'allumage et d'entretien.

C) Commodité et mobilité de l'appareil.

A) *Economie d'achat premier.* — Le public ne se soucie guère de la petite dépense journalière : celle-là, quelque grosse qu'elle puisse devenir au bout de l'an, ne l'intéresse que d'une façon secondaire. Une somme de 20 à 30 centimes par jour ne déséquilibre pas son budget. Mais s'agit-il d'un appareil à acheter, d'ue somme à débourser, les qualités théoriques de l'appareil n'entrent plus en ligne de compte. Le prix seul fixera le choix et souvent le « moins cher » aura la faveur.

Dans les nombreux catalogues, nous avons pu comparer, quant au prix, les appareils de chauffage de tous genres : cheminées à gaz, poêles à combustion lente, poêles à parois métalliques, poêles en faïence, poêles à gaz, chauffe-bains à gaz, à l'alcool, au pétrole, etc., et l'on s'explique la faveur dont ces derniers appareils, sans tuyau principalement, jouissent auprès du public. Leur prix le plus élevé est en général équivalent à 1/3, 1/4 et quelque fois même moins, de ceux employant du charbon de terre.

D'ailleurs, ces appareils présentent cette autre qualité, recherchée du public, surtout des ouvriers :

B) *Facilité d'allumage et d'entretien.* — Une allumette suffit à mettre l'appareil en marche ; il est aussi vite éteint qu'allumé.

Dans certains modes de chauffage, tels que les

poêles à combustion vive ou lente, le chargement du foyer, leur nettoyage et toutes les circonstances qui nécessitent une manipulation de combustible ou de ses résidus, donnent lieu à des poussières irritantes et malpropres. D'où la faveur si grande du public pour des appareils à magasin du combustible qui réduisent ces inconvénients. Mieux encore le gaz d'éclairage, le pétrole et l'alcool, qui ne fournissent ni cendres, ni suie, ni fumée, à la condition que la combustion s'opère convenablement, attirent encore l'attention du public. Ces combustibles n'exigent aucune surveillance pendant qu'ils restent allumés. Si l'on considère, par exemple, une personne arrivant à son travail vers 8 heures du matin pour le quitter à 6 heures du soir, et n'ayant pas à sa disposition le personnel nécessaire pour, à l'avance, allumer et entretenir le feu dans la pièce où le travail à lieu, on reconnaît aussitôt que l'emploi d'un appareil de chauffage économique, fonctionnant constamment sans exiger un entretien fréquent, doit constituer un avantage précieux pour le travailleur.

De même, si l'on suppose une personne s'installant de grand matin, à 5 heures, par exemple, à son bureau de travail, elle regardera comme une chose pénible d'allumer du feu au moment de son lever; elle y perdra du temps, et encore ce sera seulement au bout d'une heure ou deux que la chaleur du foyer commencera à se faire sentir; aucun service domestique n'est d'ailleurs possible à cette heure matinale.

C) *Commodité et mobilité.* — Enfin, le public désire

encore avoir des appareils mobiles et facilemnt démontables, afin de chauffer suivant les besoins ou successivement les diverses pièces d'un appartement. Et incontestablement, la partie la plus gênante d'un appareil, c'est le tuyau évacuateur, gros, lourd, inharmonieux et encombrant.

Aussi, après l'abandon des cheminées, devait-on se lasser bientôt des poêles mobiles, pour n'utiliser que des appareils à gaz, au pétrole, à l'alcool, sans fumée, sans odeur. Ils ont l'avantage de pouvoir se placer à tel ou tel endroit de la pièce qu'on veut chauffer davantage, ou près de telle ou telle personne plus sensible au froid. Dans un magasin, par l'absence de poussière, ils sont d'un précieux emploi.

En résumé, il existe un antagonisme rigoureux entre les vœux de l'hygiène et les désirs du public. Non seulement ces vœux et ces désirs sont différents mais ils s'excluent réciproquement. A la nécessité d'évacuer les gaz de combustion, le public oppose la commodité, l'harmonie d'un appareil sans tuyau. A l'économie du combustible, le public préfère, trop souvent, l'économie d'achat. Peu lui importent les conditions hygiéniques du chauffage, pourvu qu'une allumette ou qu'un tour de robinet soient le secret de l'appareil, pourvu qu'il puisse s'occuper d'autre chose pendant que la chaleur se produit.

Cependant des inconvénients graves existent qui doivent faire prévaloir les lois de l'hygiène contre les désirs du public, désirs aiguisés par les indications fausses des constructeurs d'appareils au gaz, au pétrole et à l'alcool. Mais avant de démontrer les dangers auxquels exposent les modes de chauffage sans tuyau, nous passerons rapidement en revue, et sans donner des noms, les divers modèles d'appareils de ce genre autant que le cadre assez restreint de ce travail nous le permettra.

CHAPITRE II

Revue des appareils sans tuyau évacuateur

Innombrables sont les appareils de chauffage sans tuyau, au gaz, au pétrole et à l'alcool que les devantures des magasins montrent partout aux yeux du public, attiré par la propreté, le brillant, et trompé le plus souvent par des appellations séduisantes. Nous ne donnerons pas de nom particulier, voulant ne pas encourir une poursuite en diffamation et une condamnation fatale : le public douterait alors de la sincérité de nos affirmations, accuserait notre bonne foi et tel n'est point notre but. Si nous dévoilons les inconvénients de ces appareils, c'est qu'ils sont graves pour la santé publique et nous les exposerons avec une entière impartialité.

a) *Braséro.* — Le plus simple des appareils sans tuyau, le plus ancien, et, douce ironie, toujours nouveau, c'est le braséro, dont les modèles récents reproduits sous d'autres formes et sous des dénominations pseudo-scientifiques ne sont qu'une variété. Le comte de Caylus, dans son *Réveil d'Antiquités*, décrit de la façon suivante un brasier en bronze duquel se servaient les Romains : « Il est porté par trois satyres, dont les jambes se réunissent et se terminent en un seul pied de chèvre. Ces figures sont placées dos à dos, leur attitude et leur action sont pareilles, c'est-à-dire, qu'elles ont une main sur la hanche, tandis que l'autre est élevée pour empêcher qu'on ne les approche de trop près. Le plateau qui était destiné à contenir les charbons, est d'une assez grande épaisseur, par la nécessité de l'espace qu'exige le double fond, la hauteur de ce braséro est de trois pieds ».

Que sont nos braséros d'aujourd'hui ? Moins artistiques, moins luxueux, mais le principe en est-il moins mauvais?

En Perse, le braséro est encore aujourd'hui très en usage et depuis fort longtemps, connu sous le nom de « Manghal ». On fait des modèles en bronze et en cuivre de toute grandeur et plus ou moins artistiques.

En moyenne, on les charge chaque fois de 2 kilogrammes de charbon de bois pour une durée de deux à trois heures à peu près. Par les froids intenses de l'hiver dans ce pays il faut augmenter considérablement la quantité de combustible et parallèlement augmenter aussi la quantité non moins importante d'acide carbonique et d'oxyde de carbone se déversant dans l'atmosphère de la pièce. Certaines personnes sont incommodées par ce mode de chauffage, et éprouvent de forts et violents maux de tête, dont, nous en sommes assurés, la plupart ignorent la cause. Que de malaises qui disparaissent au printemps avec la suppression du feu, que l'on doit mettre sur le compte de cette intoxication lente et sourde par l'oxyde de carbone. Disons aussi qu'ordinairement en Perse on prend la précaution d'allumer le feu d'abord au dehors en plein air, dans une grande pelle à long manche. Quand tout le charbon est bien allumé et à l'état incandescent on le porte dans la chambre et on le verse dans le « Manghal ». De la sorte, on évite les produits volatils, mal odorants, que dégage le charbon au commencement d'allumage et ainsi il y a moins d'inconvénients. Mais il arrive souvent que la personne (domestique ou autre) chargée de préparer le feu, prend un éventail, pour aller plus vite et se met à côté de la pelle, ou même ce qui est bien plus dangereux, se penche, souffle avec la bouche sur le charbon pour activer la combustion. C'est là évidemment une très mauvaise et dangereuse habitude.

b) *Korci*. — Il existe encore en Perse un autre mode de chauffage voisin du braséro, c'est du « Korci » que nous voulons parler. On pratique une fosse en maçonnerie au milieu de la pièce d'une profondeur de 30 à 35 centimètres. Cette fosse est entourée d'une margelle d'une quinzaine de centimètres environ plus élevée que le fond de la fosse. Dans les quatre angles de la margelle reposent les quatre pieds d'une sorte de table carrée qu'on appelle « Korci ». Sur cette table on étend deux ou trois grandes et larges couvertures qui dépassent de chaque côté de plus d'un mètre. Dans la fosse on met une petite quantité de charbon de bois incandescent qu'on recouvre légèrement de cendres pour empêcher que la combustion soit vive et que, par conséquent, on ait une chaleur excessive. Si la température de ce milieu venait à être insupportable, rien de plus simple que d'élever, durant deux minutes, les couvertures d'un seul côté pour laisser échapper la chaleur. Par les grands froids les personnes, tout en étant assises très confortablement et le dos appuyé contre les coussins, s'enfoncent jusqu'au cou sous le Korci. Deux personnes pouvant s'asseoir à chaque côté, huit personnes peuvent se chauffer aisément à la fois auprès du Korci. Dans des pièces où la fosse n'a pas été pratiquée, on met un Korci dont la paroi inférieure est également recouverte de planches pour empêcher les cendres et les étincelles de tomber sur le plancher. A l'intérieur, on met un petit manghal (braséro) sur cette paroi inférieure.

Dans les classes pauvres où surtout ce procédé est en faveur à cause de l'incontestable économie qu'il présente, on se couche la nuit sous le Korci. Pour cela on remplace par un oreiller les coussins sur lesquels on s'appuie.

Nous sommes persuadés qu'il y a souvent, avec ce mode de chauffage, des accidents sur la cause desquels nous nous expliquerons au prochain chapitre et qu'ils doivent passer inaperçus ou être mis sur le compte d'autres causes.

Qu'on nous excuse d'avoir longuement insisté sur

le braséro qui brûle le plus souvent au charbon ou au coke. Nous avons voulu montrer que ce mode de chauffage était l'ancêtre de tous les modes de chauffage sans tuyau, que tous les modèles aujourd'hui décrits sur les catalogues sous des noms pseudo-scientifiques, n'étaient qu'un braséro perfectionné. Grâce à leurs perfectionnements, à leurs dénominations scientifiques, les appareils à gaz, à pétrole et à alcool sans tuyau de dégagement, ne rappellent que de loin le braséro, et le public qui, sauf en Espagne, en Italie et en Perse, a relégué ce dernier dans les greniers, n'hésite pas à placer les premiers dans les appartements et dans les cuisines. Pour la commodité de la description, nous les classerons en :

1° Appareils pour le chauffage des appartements ;

2° Appareils pour la cuisine ;

3° Chauffe-bains.

A côté de la description de ces appareils dans l'ordre que nous venons d'indiquer, s'impose un classement suivant le combustible employé.

I. — Appareils au Gaz

A) Chauffage des appartements

Qu'on nous permette de rappeler ici les expériences de Aimé Girard (1) sur la différence d'un poêle à combustion lente à l'anthracite et d'un poêle à

(1) In *Bulletin de la Société d'encouragement pour l'Industrie nationale*, oct. 1894, p. 625.

combustion intermittente au gaz. Pendant deux hivers consécutifs, Girard a maintenu en comparaison dans l'appartement qu'il habitait, d'un côté, un poêle mobile à anthracite, d'un autre, un poêle mobile à gaz.

Le premier nécessairement restait en marche continue : telle est, en effet, la condition essentielle des appareils de ce système ; le second, au contraire, n'était allumé que par intermittences, pendant le nombre d'heures nécessaire au chauffage et au maintien d'une température convenable dans la pièce habitée. Les deux pièces dans lesquelles l'un et l'autre système ont été maintenus en comparaison sont d'assez vaste dimension ; l'une dans laquelle le chauffage intermittent a eu lieu au moyen du gaz, mesure 100 mètres cubes, l'autre 72 mètres cubes, la moindre capacité de la pièce ainsi chauffée était à l'avantage du poêle à anthracite.

En 1891-92, après une campagne de 136 jours, la consommation a été :

Pour le poêle à anthracite, de 1050 kilos à 60 fr. la tonne = 63 francs.

Pour le poêle à gaz de 197 mètres cubes à 0 fr. 30 = 59 fr. 10.

Soit en résumé une dépense moyenne :

Pour le poêle à anthracite de 0 fr. 47 par jour.
— — gaz — 0 fr. 44 —

En 1892-93, l'expérience a été reprise exactement dans les mêmes conditions.

Elles aboutissent à ceci : après une campagne de 91 jours la consommation a été :

Pour le poêle à anthracite de 750 kilos à 60 fr. = 45 francs.

Pour le poêle à gaz de 124 m^c 75 à 0 fr. 30 = 37 fr. 42.

Soit en résumé une dépense moyenne :

Pour le poêle à anthracite de 0 fr. 49 par jour.

— — gaz — 0 fr. 41 —

Les appareils à gaz pour le chauffage des appartements peuvent être choisis d'après deux types spéciaux.

1° Poêles calorifères.

2° Radiateurs.

1° *Les poêles calorifères.*

Ils sont soit à circulation d'air, soit à chaleur rayonnante. Ces derniers peuvent se diviser en deux groupes, suivant qu'ils sont à réflecteur ou à incandescence.

a) *Les poêles à gaz à circulation d'air.* — Ils ont une double enveloppe. Une rampe à gaz brûle à la partie inférieure. Les gaz chauds de la combustion circulent à travers une chambre étroite en tôle de forme tubulaire ; l'air vient s'échauffer au contact de la paroi interne et de la paroi externe de cette chambre, ces appareils sont par conséquent a double courant d'air.

b) *Les appareils à gaz à réflecteur.* — Leur principe est le suivant : une rampe à gaz à flamme éclairante réfléchit la chaleur rayonnante sur une surface métallique concave brillante présentant des angles tels que cette chaleur est renvoyée dans son intégrité vers le plancher de la pièce à chauffer. Le grand progrès réalisé dans ces dernières années a constitué dans la substitution aux becs ordinaires des becs à récupération dans lesquels l'air destiné à la combustion est porté préalablement à une haute température par les produits de la combustion : ce dispositif n'a pas pour effet d'augmenter le rendement en calories, mais il donne une flamme plus éclairante et plus chaude qui émet deux fois plus de chaleur rayonnante que la flamme des becs ordinaires.

c) *Les appareils au gaz par incandescence.* — La partie essentielle est composée d'une plaque en terre réfractaire garnie de houppettes d'amiante qui sont portées à l'incandescence par une nappe de flammes verticales Bunsen obtenues au moyen de deux rampes à flammes bleues, placées au bas de la plaque. Ces foyers, dit le Dr Richard sont très gais, très faciles à manier et chauffent très bien : il y en a de divers modèles suivant les dimensions, l'ornementation et les usages.

Il y a encore des poêles dont le bas est formé par le foyer qui se compose d'un cylindre de terre réfractaire tapissé extérieurement de touffes d'amiante.

Les becs employés dans les poêles à gaz sont de divers types : becs bougie, becs Bunsen, becs à récupération. Il ne faut pas croire que le mode de combustion influe sur la chaleur produite : le rendement en calories est toujours le même, à la condition bien entendu que la combustion soit complète. La seule différence est que plus une flamme est éclairante, plus la proportion de chaleur qu'elle émet sous forme de chaleur rayonnante est considérable, aussi quand on veut chauffer par rayonnement, on choisit des flammes très éclairantes et pour cela on emploie alors soit les becs à récupération, soit les becs Bunsen qui portent à l'incandescence des houppettes d'amiante ou des tiges de métal mince.

Quand on mélange l'air et le gaz combustible avant de les enflammer, la combustion complète se fait plus facilement et plus rapidement, mais la flamme est courte, bleue et peu lumineuse, parce qu'il n'y a pas de dépôt de charbon incandescent au milieu. Le pouvoir éclairant diminue très rapidement avec la proportion d'air introduit.

D'après Ser avec 6 pour cent d'air, l'intensité est réduite à 0,56. Avec 50 p. 100 d'air le pouvoir éclairant est nul.

Meidenger fait la recommandation expresse de disposer les flammes de telle façon qu'elles ne puissent jamais arriver à toucher la surface opposée, autrement, on aurait une combustion imparfaite fournissant des produits mal odorants très gênants.

2° *Les radiateurs à gaz sans tuyau de dégagement.*

Leur forme extérieure est souvent exactement la même que celle des appareils similaires à la vapeur, ainsi faite pour mieux tromper le public. Il y en a divers types. Dans ces appareils qui sont de 4,6 ou 8 tubes suivant leur capacité de chauffe, le foyer se compose de becs papillons ordinaires montés sur une rampe et qui se trouvent deux par deux en dessous de chaque tube. Le gaz brûle en entraînant une grande quantité d'air qui se trouve chauffé et qui sort par le haut des tubes.

Un autre type de radiateur a la forme d'une cheminée à l'intérieur de laquelle se trouvent des tubes en terre réfractaire percés de trous par où le gaz d'éclairage sort et vient brûler.

B) Les appareils de cuisine au gaz

Les appareils que l'on emploie dans les cuisines sont généralement des fourneaux portatifs sans tuyau de tirage et d'évacuation au dehors des produits de la combustion.

En général, lorsqu'on expose un corps froid à la flamme éclairante d'un bec de gaz, la combustion est entravée et il se dépose à la surface du corps une couche de noir de fumée formé par le carbone qui échappe à la combustion.

Pour éviter cet inconvénient, on a cherché à brûler le gaz après l'avoir mélangé avec une certaine quantité d'air atmosphérique. Dans ces conditions, la combustion s'effectue en donnant lieu à une flamme bleue peu éclairante, qui ne produit pas de noir de fumée sur les corps froids soumis à son action.

L'appareil de combustion le plus simple consiste, soit en brûleurs cylindriques appelés chandelles, soit en couronnes percées d'orifices par lesquels sort le gaz à brûler. Les brûleurs cylindriques sont peu employés en raison des nettoyages fréquents qu'ils doivent subir. On préfère pour la cuisine se servir de brûleurs en couronne imaginés par Bengel. Les brûleurs sont alimentés en général par un mélange de gaz et d'air atmosphérique qu'on obtient de la manière suivante : le gaz est lancé par un petit ajutage disposé dans l'axe du tube d'adduction à la couronne. Ce jet de gaz produit une dépression à l'entrée du tube, lequel est ouvert à l'air libre, et il en résulte un appel de l'air extérieur qui vient se mélanger avec le gaz injecté. Le mélange sort par les orifices de la rampe qui peuvent être disposés sur le sommet du brûleur ou sur plusieurs circonférences concentriques de la couronne. On dispose quelquefois deux ou trois couronnes concentriques qu'on peut raccorder par deux ou trois tubes adducteurs ; cette disposition permet de mieux répartir la chaleur dégagée par la combustion du gaz en assurant l'arrivée de l'air extérieur au contact des jets de flamme des couronnes.

Le réchaud à gaz se compose d'un bâti circulaire en fonte qui enveloppe le brûleur, le plus souvent en forme de couronne de champignon ; ce bâti est muni d'une sorte de manche et d'une olive pouvant se raccorder avec un caoutchouc. L'air pénètre par une ouverture située au-dessous du manche. Les ouvertures sur lesquelles doivent se placer les vases à chauffer sont munies d'appendices dirigés dans le sens des rayons. Ces réchauds existent en toutes dimensions. Le réchaud ne porte généralement pas de robinets à part ; l'arrivée du gaz est commandée par un robinet fixé sur la rampe générale de la cuisine. Souvent on a deux réchauds juxtaposés qui forment un fourneau. Pour les fourneaux à plusieurs feux, un tube en cuivre parallèle au fourneau sert de rampe principale, et sur ce tube sont prises les alimentations des brûleurs, qui sont ensuite commandés par des robinets isolés. Actuellement les réchauds et fourneaux sont tous construits, en France, d'après un type à peu près uniforme, les couronnes sont formées de deux demi-tores creux superposés ; le demi-tore supérieur est percé de trous verticaux par où s'échappe le gaz. Depuis quelques années, la plupart des constructeurs ont établi un fourneau à deux feux, muni d'un appareil à grillades à la partie inférieure ; cet appareil est muni d'une double rampe, l'une alimentant à flamme bleue les deux foyers, dont l'un mène à deux brûleurs distincts et l'autre alimentant à flamme blanche l'appareil à grillades.

C. — Les chauffe-bains au gaz

D'après Guillemard (1) au point de vue du chauffage, ces appareils peuvent se diviser en deux catégories : chauffe-bains à flamme blanche, chauffe-bains à flamme bleue.

Les premiers consument beaucoup de gaz qui brûle imparfaitement, et en très peu de temps ils se remplissent de noir de fumée, d'où obstruction de la

(1) Numéro du *Bâtiment* du 14 mai 1903.

ventilation et rejet de gaz non consumé, mais surtout d'acide carbonique, à l'intérieur de la salle de bains.

Les seconds produisent une chaleur intense par le mélange d'air et de gaz et ne sont pas encrassés par le noir de fumée. Mais il est reconnu que la carburation n'est jamais complète et qu'ils dégagent, d'une façon presque constante et en grande quantité, de l'oxyde de carbone. Ce gaz étant éminemment délétère, il importe au plus haut point d'assurer une ventilation très efficace à ces chauffe-bains.

Dans le cas de chauffe-bains à flamme blanche la production de fumée oblige immédiatement à ouvrir les fenêtres et l'on évite l'asphyxie,

Dans le second cas, la présence de l'oxyde de carbone ne se traduisant que par des vertiges soudains, il est déjà trop tard, pour la personne atteinte, pour se préserver complètement d'un empoisonnement et c'est en cela seulement qu'on considère ces chauffe-bains comme plus dangereux que les autres.

Les chauffe-bains au gaz présentent sur ceux au charbon le double avantage de la commodité et de la rapidité du chauffage.

Ils peuvent se diviser en trois catégories suivant leur mode de fonctionnement et de construction :

1° *Appareils à thermosiphon.*

Ils sont placés à l'extrémité de la baignoire et mis directement en communication avec elle par deux tubes analogues à ceux des appareils au charbon de bois. Leur fonctionnement est identique à celui des thermosiphons ordinaires, employés pour le chauffage des serres ; la circulation lente de l'eau s'établit de l'appareil à la baignoire, par le tube supérieur et de la baignoire à l'appareil par le tube inférieur en raison de la différence de densité due à l'échauffement graduel de la masse d'eau. Ce principe est le moins avantageux, le chauffage se produit lentement ; le nettoyage de la chaudière est parfois difficile, aussi renonce-t-on généralement à ces dispositions d'appareils.

2° *Chauffe-bains à bouilleurs.*

Ils ont pour principe l'emploi d'un récipient cylindrique en cuivre ou en tôle galvanisée, d'une capacité proportionnée à celle de la baignoire, et dont l'intérieur présente des tubes parallèles, ou d'autres formes à chicanes, dans lesquels circule l'eau, qu'un brûleur composé d'un faisceau de chandelles Bunsen chauffe à une température voisine de l'ébullition. Cette eau s'écoule alors dans la baignoire quand elle a atteint la température convenable.

Quelquefois un chauffe-linge est disposé dans le socle de l'appareil et si on le désire on peut y placer un foyer à réflecteur qui permet le chauffage facultatif de la salle de bain.

3° *Chauffe-bains à chauffage instantané.*

Leur principe consiste à mettre directement en contact l'eau à chauffer et les produits de la combustion du gaz. L'eau froide amenée par un tube muni d'un robinet d'arrêt, se distribue par un robinet régulateur à une pomme d'arrosoir, placée au centre d'une enveloppe cylindrique; elle jaillit de bas en haut dans cette enveloppe et retombe en pluie fine. Le brûleur à gaz, formé de tubes analogues à ceux du type précédemment décrit, est placé au-dessus d'un cône en tôle qui le protège, mais qui n'étant pas joint sur tout son pourtour avec les cylindres extérieurs, laisse passer les produits de la combustion du gaz qui s'élèvent dans le cylindre et rencontrent les gouttelettes d'eau cheminant en sens inverse. Ainsi se produit un échange de calorique et un échauffement instantané de l'eau qui retombe dans un espace ménagé, distant du cône de recouvrement, et qui s'écoule dans la baignoire à mesure qu'elle s'échauffe. Le chauffage est très rapide, mais le contact des produits de la combustion avec l'eau, lui communique parfois une odeur désagréable, surtout lorsque le gaz n'est pas convenablement épuré.

II. — Appareils de chauffage par le pétrole

A l'inverse des appareils à gaz, dont on trouve souvent des modèles avec tuyau d'évacuation, les appareils au pétrole se font généralement sans tuyau.

Les modèles avec tuyau sont rares, et dans tous les cas exceptionnellement adoptés.

Les calorifères mobiles à pétrole étaient, il y a quelques années, moins répandus que les fourneaux. Car les appareils destinés à utiliser le pétrole étaient trop mal établis, et avaient le grave défaut de répandre une fumée et une odeur fort désagréables. Mais maintenant le problème étant en partie résolu, grâce à une disposition de courants d'air qui enlève la chaleur au fur et à mesure de sa production, pour laisser à la lampe une température constante et un tirage régulier, l'emploi de ces ustensiles se généralise tous les jours, car le pétrole présente à peu près les mêmes avantages que le gaz, et quelquefois même il est meilleur marché.

a) *Le poêle à pétrole* dont il existe dans le commerce différents types, connus sous des noms variés, se compose en principe d'une lampe chauffante à pétrole surmontée de sa cheminée de verre — pas toujours — sur laquelle repose le corps en tôle ou cuivre nickelé, suivant les appareils. En somme : « C'est un foyer dont le tuyau de tirage s'ouvre à même la pièce dans laquelle il est allumé ».

La mèche est plate ou circulaire.

b) L*a table chauffante au pétrole.* — En principe elle se compose de trois parties : la première, la table proprement dite, formée par la jonction de deux plaques émaillées l'une plane avec bords rabattus et l'autre convexe supportée par des pieds en fer forgés et laissant entre elles une cavité dans laquelle pénètre l'air chaud par une ouverture au centre de la plaque.

La deuxième partie est composée par une lampe avec trois prises d'air distinctes et à combustion au centre.

La troisième partie comprend un verre rouge protégé par une grille.

Avec cet appareil on a la chaleur directe de la lampe et la chaleur par réverbération sur la plaque blanche qui forme le fond de la table dont l'angle est calculé de façon à renvoyer les rayons caloriques vers le bas et un peu de côté, et enfin, la table en arrêtant la colonne d'air chaud qui se produit au contact du verre et de la flamme, s'échauffe sur une large surface et par suite de sa forme et du métal dont elle est faite, elle rayonne la chaleur reçue.

III. — Appareils de chauffage à l'alcool dénaturé

Quant aux appareils à l'alcool, le dispositif est sensiblement le même que celui des appareils à pétrole. Tantôt il s'agit de chauffe-bains, tantôt de simples réchauds de cuisine, de simples chauffe-fers dont se servent quotidiennement les repasseuses.

Les calorifères à alcool plus récents encore tendent à entrer de plus en plus dans l'usage avec la prétention d'être hygiéniques et économiques.

Cette dernière qualité est réalisée par la plupart des appareils, en ce sens qu'ils peuvent servir tour à tour de réchaud, de fourneau de cuisine et de calorifère par un démontage facile.

Voilà donc, semble-t-il, l'appareil idéal qu'on pourra transporter de la cuisine dans un endroit quelconque de la chambre à chauffer.

Les constructeurs ont poussé l'audace jusqu'à écrire dans leur catalogue, à propos des calorifères à alcool, qu'avec ces appareils il n'y a pas besoin de cheminée, et que la déperdition de chaleur n'existe pas.

CHAPITRE III

Si nous envisageons la question du chauffage au gaz, au pétrole, à l'alcool, sans tuyau de dégagement aux seuls points de vue physique et chimique, une triple question se pose ; nous allons essayer de la résoudre.

Demandons-nous :

1° Ce que consomment ces appareils en combustible.

2° Ce qu'ils consomment en oxygène.

1° Ce qu'ils dégagent dans l'atmosphère.

La consommation en gaz, alcool et pétrole est évidemment variable, suivant les dimensions des appareils et leur puissance calorique. Il est évident que plus le local à chauffer est grand, plus l'appareil doit être puissant et par conséquent plus l'appareil exige de combustible. Il serait donc fastidieux, et cela nous mènerait trop loin, de vouloir donner *en détail* la consommation à l'heure de chacun de ces appareils; souvent d'ailleurs elle dépend d'une foule de conditions.

C'est ainsi pour ne citer qu'un exemple, que dans les poêles et calorifères à gaz, la consommation peut varier d'un instant à l'autre suivant la pression du gaz. Avec une pression forte, il se consomme plus de gaz qu'avec une pression faible. Cependant, comme nous aurons besoin tout à l'heure dans nos calculs, de cet élément si important au point de vue du danger possible, nous citerons seulement la quantité et le prix du combustible, consommé à l'heure par quelques appareils, toujours sans tuyau d'évacuation des produits de combustion.

I. — Débit des appareils.

A. Appareils a gaz.

Nous avons trouvé dans un catalogue qu'un radiateur à 4 tubes, consomme environ 500 litres par heure pour chauffer une salle de 50 mètres cubes. Le prix du gaz étant de 0 fr. 20 centimes le mètre cube (1), la dépense est donc dans une heure de 0 fr. 10 centimes. Un radiateur à huit tubes consomme 800 litres pour une capacité de 110 mètres cubes entraînant une dépense de 16 centimes.

En général la consommation à l'heure de ces appareils varie entre 500 et 1.200 litres.

D'après M. Germinet, les dépenses de gaz faites avec divers brûleurs pour amener de 0° à 100° la température d'un litre d'eau sont les suivants :

Brûleur à toile métallique.	36 à 37 litres
— à 6 tubes Bunsen	35 à 40 —

(1) A Paris.

Champignon à flammes divisées	48 à 57 litres
— à flamme pleine	37 —
Couronne à jets divisés verticaux	42 —
— — convergents.	44 —
— — convergents et divergents	52 —

La dépense pour un brûleur donné augmente avec la pression dans la conduite mais par contre, le temps nécessaire au chauffage se trouve diminué.

Nous relevons au hasard dans un catalogue d'appareils de cuisine au gaz les chiffres suivants.

Un réchaud rotissoire consomme 450 litres (9 centimes). Un autre réchaud très puissant consomme 2.500 litres (0 fr. 50). Un réchaud repasseuse de trois feux, c'est-à-dire pouvant chauffer trois fers à la fois dépense 900 litres (18 centimes) à l'heure.

Un chauffe-bains consomme environ 1.200 litres (0 fr. 24) de gaz pour un bain. Il y en a même qui consomment 1 mètre cube en 10 minutes.

B. Appareils a pétrole.

Pour les appareils à pétrole, la consommation est moins connue et chaque catalogue donne des chiffres approximatifs différents.

Les calorifères consomment environ de 7 à 10 centimes à l'heure pour chauffer une pièce de 25 mètres cubes environ. Une table chauffante consomme environ un quart de litre à l'heure. Tous ces chiffres sont d'ailleurs minima, les constructeurs ayant tout intérêt à diminuer la dépense sur les catalogues qu'ils livrent à la publicité.

En général, la consommation à l'heure de ces appareils est d'un quart de litre de pétrole et parfois davantage. D'après M. le médecin-major Chavigny, une lampe d'éclairage au pétrole, de dimensions courantes, brûle à l'heure 22 grammes de pétrole ; un poêle à pétrole consomme de 1/4 à 1/3 de litre suivant ses dimensions. C'est donc une combustion équivalant à celle de 10 à 12 lampes ordinaires, et si la chaleur émise est proportionnelle au nombre de grammes consommés, les gaz produits par la combustion suivent eux aussi la même proportion.

C. Appareils a alcool.

D'après un catalogue, un calorifère à alcool porte à 18° dans une heure la température d'une chambre de 50 mètres cubes, avec une dépense en alcool de 7 à 8 centimes. Un cube d'air de 80 à 100 mètres est chauffé à 15° en une heure avec une dépense en alcool de 10 à 15 centimes, le prix de l'alcool dénaturé étant de 0 fr. 50 le litre.

A flamme réglée au maximum, la dépense d'une lampe à alcool atteint à peine un quart de litre par heure, la moyenne étant de un sixième de litre ; on peut même régler à un huitième de litre, quand le froid n'est pas très rigoureux.

En ce qui concerne la consommation d'alcool, nous ferons la même remarque que pour le pétrole ; la consommation portée sur les catalogues est minima.

Connaissant la quantité de combustible dépensé, il nous est facile de déduire par un simple calcul, la quantité d'oxygène consommé.

II. — Quantité d'oxygène consommé

1° *Par le gaz d'éclairage.* — D'après Fischer, un mètre cube de gaz d'éclairage, consomme 1 mc. 12 d'oxygène. A. Thomas de Lille, donne des chiffres plus élevés : 1 mc. 60 d'oxygène par mètre cube de gaz.

2° *Par le pétrole.* — Sachant chimiquement qu'un volume de C, absorbe pour brûler complètement 2 gr. 66 d'oxygène, voyons ce qu'en absorbera un volume de pétrole qui se compose de 86 p. 100 C et 14 p. 100 H. Un kilogramme de pétrole comprend donc 860 grammes de C. Puisque 1 gramme de C absorbe 2 gr. 66 d'O, un kilogramme de pétrole absorbera $2{,}66 \times 860 = 2287$ gr. 6 d'O.

Le litre d'O, pesant 1 gr. 293, nous aurons pour la combustion de 860 grammes de C, une quantité d'O, évaluée en volume à :

$$\frac{2287}{1{,}293} = 1776 \text{ l. } 47 \text{ ou } 1 \text{ mc. } 77647$$

D'autre part, le pétrole contient 14 p. 100 H en moyenne; ce gaz absorbe la moitié de son volume d'O, pour former de la vapeur d'eau, suivant la formule suivante :

$$2\,H + O = H^2O$$

Dans 1 kilogramme de pétrole, il y a en moyenne 14 grammes d'hydrogène, qui représentent un volume de gaz égal, la densité de H étant 0,0694

$$\text{à } \frac{14}{0{,}0694} = 201 \text{ l. } 87$$

Ces 201 l. 87 d'hydrogène, se combineront, pour faire de la vapeur d'eau, à 100 l. 93 d'O.

La quantité totale d'oxygène absorbée comprendra donc d'une part la quantité de ce gaz absorbé par C, et d'autre part celle combinée à l'hydrogène.

$$1776{,}47 + 100{,}93 = 1877 \text{ l. } 40 = 1 \text{ mc. } 8774$$

3° *Par l'alcool à brûler.* — La quantité d'oxygène consommé par l'esprit de bois ou alcool méthylique, sa formule étant $C^2 H^4 O^2$, peut se faire de la même façon.

4° *Par le charbon.* — Puisque nous avons déjà parlé de braseros et de Korci, voyons ce qui se passe dans la combustion du charbon de bois.

Lorsqu'on allume un fourneau garni de charbon de bois, il se produit à la fois de l'acide carbonique et de l'oxyde de carbone, et des traces d'hydrocarbure en proportion très variable selon les phases diverses de la combustion.

D'après Brouardel, à la première phase de la combustion, ou phase d'allumage, il y a en contact une couche de charbon allumé avec une couche éteinte. Il se fait alors une combustion incomplète dans laquelle la production de l'oxyde de carbone est bien supérieure à celle de l'acide carbonique. L'oxyde de carbone traverse les couches éteintes et vient brûler à la surface en donnant une flamme bleue caractéristique. Pendant une deuxième phase, la combustion est plus complète, le carbone brûle en consommant beaucoup plus d'oxygène ; la proportion est alors renversée et l'on a une bien plus grande quantité de gaz carbonique que d'oxyde de carbone.

Enfin dans une troisième phase, la phase d'extinction du foyer, l'oxyde de carbone l'emporte de nouveau, grâce à l'interposition des cendres qui empêchent la combustion complète du carbone.

D'après les calculs de Dumas, dans la première et la troisième phase, il se produit trois fois plus d'oxyde de carbone, que de gaz carbonique, tandis que dans la phase intermédiaire, qui est celle de la combustion vraie, il se produit les 4/5 du gaz carbonique.

D'après Leblanc (1) un kilogramme de charbon ou braise en combustion libre peut rendre axphyxiants 25 mètres cubes d'air. Devergie à l'aide de calculs démontre que cet effet peut être produit par 60 grammes environ de charbon.

III. — Gaz dégagés par ces appareils

1° Appareils a gaz

Nous avons vu que le chauffage au gaz présente certaines qualités, qui sont certainement la cause de la très grande faveur dont il jouit auprès du public.

(1) *Med. lég.* Paris 1852, t. III, p. 100.

Mais à côté de ces avantages, très appréciables d'ailleurs, il offre de graves inconvénients, tant par lui-même, car le gaz est un toxique dangereux, que par la toxicité des gaz dégagés. Si l'on ne prend pas soin de bien fermer le robinet, le gaz se répand dans la pièce, et il suffit de 5 p. 100 de gaz dans l'atmosphère pour produire des accidents toxiques ; et pour qu'une explosion se produise à l'approche d'un corps enflammé, il ne faut pas plus de 11 p. 100 de gaz. Les exemples de pareils accidents ne sont pas rares, il n'est point de jour que les journaux n'en relatent un ou plusieurs faits. Le tube en caoutchouc qui conduit le gaz dans l'appareil, devient à la longue perméable, et peut être le siège de fuites dangereuses. De plus l'excès de pression du gaz empèche la combustion complète et une partie du gaz s'échappe dans les appartements.

Voici d'ailleurs, d'apres Mac Léod, la composition du gaz d'éclairage.

Hydrogène	46.96
Formène	38.12
Carbone éthylique.	4.96
CO	5.68
CO^2	1.77
Oxygène	0.14
Azote	2.36

Toxicité des divers contenus dans le gaz d'éclairage.

Ni l'hydrogène, ni le formène ne sont toxiques, ainsi qu'il résulte des expériences de

Regnault et Villejean. Ces chimistes ont pu, sans déterminer d'effets toxiques, faire inhaler un mélange gazeux de 3, 5 à 5 de formène pour 1 d'oxygène.

On n'est pas d'accord en ce qui concerne l'éthylène Si Tourde et Duverger le considèrent comme toxique et irrespirable, Traube et Layer, en font un gaz inoffensif. Ces derniers ont fait respirer à un chien pendant cinquante-cinq minutes un mélange de 27 litres d'éthylène, 10 litres d'oxygène et 50 litres d'air, sans relever le moindre symptôme d'empoisonnement.

Néanmoins, même non toxiques, ces gaz n'en contribuent pas moins pour une large part, à vicier l'atmosphère d'une pièce, en y restreignant la proportion d'oxygène.

Nous n'insisterons point sur l'oxyde de carbone et le gaz carbonique, dont les effets physiologiques ne sont plus à démontrer. Du reste, notre intention n'est point de démontrer la toxicité du gaz provenant d'une fuite dans le tuyau de conduite, ou de toute autre source ; nous voulons démontrer la toxicité des gaz provenant de la combustion du gaz d'éclairage, et la nécessité, à notre avis, d'un tuyau d'échappement de ces gaz.

D'après Hudelo, on obtiendrait par la combustion de 1 kilogramme de gaz, 10.269 calories, 2 kil. 057 de gaz carbonique, et 2 kil. 043 de vapeur d'eau.

En outre les hydrocarbures fournissent une notable proportion de carbone.

Laveran admet que la combustion de 1 mètre cube de gaz, donne 1 kil. 13 de CO^2 ; pour Fischer la production de CO^2 est également de 1 kil. 13, en volume 0 m. c. 57 et 1 kil. 07 de vapeur d'eau.

D'après A. Thomas, de Lille, la quantité de CO^2 s'éléverait à 1 kil. 650, en volume 837 litres 56 et celle de la vapeur d'eau à 1 kil. 250. Des calculs faits d'après les analyses de Giraud 1 m. c. de gaz produirait 0 m. c. 647 litres de CO^2.

D'après certains auteurs, André Girard entre autres, la combustion du gaz ne fournirait que de l'eau et du gaz carbonique « et les produits de cette combustion, alors même, dit-il, qu'ils seraient refoulés ne présenteraient aucun danger. Tout au plus le consommateur pourrait-il, dans un cas de refoulement, être gêné par une odeur passagère d'acide sulfureux. Aucun accident n'est à craindre en somme dans ce cas. »

C'est là évidemment une très grave erreur.

Il se produit en effet, pendant la combustion du gaz, comme dans celle de tout autre combustible, une notable quantité d'oxyde de carbone, éminemment dangereux, dont les auteurs précités ne parlent pas.

Au mois de juillet 1894, Gréhant, dans une communication à l'Académie des Sciences, insiste sur la présence de l'oxyde de carbone, parmi les produits de combustion du gaz d'éclairage et conclut qu'il y aurait un grand intérêt, au point de vue de l'hygiène, à faire échapper au dehors les produits de combustion du gaz, et tout particulièrement pour le bec Auer.

D'après Willy Sachs, les appareils à gaz dégagent dans certaines conditions, notamment quand la flamme se trouve en contact avec des surfaces froides, des quantités appréciables d'oxyde de carbone.

Giraud, dans les expériences sur les produits de combustion de quelques appareils d'éclairage et de chauffage, donne les chiffres suivants en ce qui concerne la production d'oxyde de carbone.

Un poêle mobile à gaz. à renversement, pouvant brûler 440 litres à l'heure, mais n'ayant fonctionné qu'à raison de 140 litres à l'heure, aurait produit 0 litre 26 de CO.

Si nous calculons ce qu'aurait donné en CO un mètre cube de gaz, nous trouvons 1 litre 857. Nous nous empressons de dire que ce chiffre est beaucoup trop faible, nous appuyant sur les raisons suivantes : le poêle étant construit pour brûler 440 litres à l'heure n'a fonctionné qu'à raison de 140; de plus. Giraud n'a brûlé en tout que 11 lit. 5 de gaz ; dans de telles conditions la combustion était évidemment plus complète, et il se produisait moins d'oxyde de carbone.

Dans la combustion incomplète du gaz, on trouve, en effel, d'après Jungfleisch (1) parmi les produits de combustion, de l'oxyde de carbone et du cyanhydrate d'ammoniaque.

Le dégagement de l'oxyde de carbone par la combustion du gaz d'éclairage n'est évité que si l'on fournit à l'appareil, par mètre cube de gaz brûlé, 53 mètres cubes d'air neuf (Péclet) (2).

(1) *Manipulation de chimie*, Paris, 1886.

(2) PUTEZYS : *Hygiène dans la construction des habitations privées*, p. 159.

D'après Péclet, la dépense en combustible par heure serait la suivante :

Pour une bougie.	11 grammes	
— une chandelle	12	—
— une lampe à gros bec	42	—

Il faut compter comme consommation minima 6 mètres cubes d'air par bougie et par heure, et 24 mètres cubes par lampe à gros bec. Le même auteur compte à peu près 24 mètres cubes ou un peu plus, pour un bec de gaz ordinaire. Si l'on accepte ce chiffre de 24 mètres cubes pour la ventilation d'un bec à gaz à 100 litres à l'heure la proportion de CO est au bout d'une heure de 0,0023.

Or, un appareil à gaz brûle au minimum 600 litres à l'heure.

2° *Les gaz dégagés par la combustion du pétrole.* La composition des divers pétroles des Etats-Unis, étant la suivante :

Carbone. . .	86.4	87,86	87,83	88,58	88,90 p. 100
Hydrogène. .	12,7	12,14	12,30	11,34	11,09 —

Un kilogramme de pétrole moyen à 878 gr. 6 de carbone p. 100 fournit par sa combustion 3 kg. 221 de CO^2 soit 1634 litres. Si la densité de ce pétrole est de 0.800 environ, il en résulte qu'une lampe de poêle à pétrole, consommant comme nous l'avons vu de 1/4 à 1/3 de litre, déverse dans l'atmosphère de 300 à 420 litres de CO^2 à l'heure. Il faudrait faire circuler dans la pièce de 430 à 625 mètres cubes d'air pour diluer l'acide carbonique au taux hygiénique de 0,0008.

Les éléments chimiques qui entrent encore dans la

composition du naphte sont les suivants : l'oxygène l'azote et le soufre. Ce dernier se fait remarquer par l'odeur fétide qu'il détermine, et par la production à la combustion d'acide sulfureux, produit nocif, comme l'on sait.

Par la combustion du pétrole, il se forme encore de la vapeur d'eau. Un kilogramme de pétrole en donne environ 1 kil. 26.

D'après Langlois, la production de CO varie avec le réglage de l'appareil, mais elle n'est jamais complètement supprimée. Il résulte des expériences de Giraud, qu'un litre de pétrole donne environ 0 lit. 70 de CO.

3° La combustion de *l'alcool* dégage également CO^2, CO et H^2O.

Nous ne connaissons point à l'heure actuelle d'expériences précises en vue de la détermination exacte de la quantité de ces gaz produits.

En somme, des divers éléments dégagés dans la combustion du charbon, du gaz, du pétrole et de l'alcool, nous ne retenons que H^2O, CO^2 et CO. Examinons maintenant quels peuvent être les effets nocifs de ces différents corps, et commençons par la vapeur d'eau.

a) Eau (H^2O)

Tout d'abord la quantité de vapeur d'eau produite dans la combustion du gaz sature l'atmosphère de la pièce d'humidité. Or il importe beaucoup de ne pas modifier l'état hygrométrique de l'air, car, en outre de l'intolérance de certaines personnes pour un air saturé d'humidité, en se refroidissant à la température de la pièce, la vapeur d'eau se condense sur les murs, ce qui favorise, on le sait, le développement des moisissures et des microorganismes.

La chaleur humide est moins bien supportée que la chaleur sèche, de même que l'on est plus impressionné par un froid humide que par un froid bien sec.

D'après Rubner, vers 25° une atmosphère contenant de 80 à 90 p. 100 de vapeur d'eau devient très pénible à supporter et provoque de l'angoisse. La sudation peut ne pas être abondante, mais la soif est néanmoins vive, plus par besoin de se rafraîchir que pour remplacer l'eau éliminée. Le nombre de respirations serait augmenté. Un air humide favorise la déperdition de calorique par rayonnement et par conduction, et diminue d'autre part l'évaporation cutanée.

Examinons maintenant si le gaz carbonique et l'oxyde de carbone dégagés dans la combustion sont dangereux, et à quelle dose? Ceci fait, connaissant la consommation de l'appareil, la nature, la quantité et le pouvoir toxique des gaz dégagés, il nous sera facile de calculer en combien de temps un appareil donné, fonctionnant dans une pièce de cubage connu, pourra rendre dangereuse l'atmosphère du local.

b) Acide carbonique (CO^2)

Le gaz carbonique a longtemps été considéré comme inoffensif; mais les travaux de savants éminents, en première ligne desquels il convient de citer Paul Bert, ont fait justice de cette erreur.

La présence à l'état normal de ce gaz dans l'organisme est un fait bien connu. Un homme adulte consomme en effet en vingt-quatre heures 520 litres d'oxygène et produit en échange 462 litres de CO^2, ce qui suffirait à élever à 8 ou 10 p. 100 la tension de CO^2 dans une atmosphère close de 45 mètres cubes.

Cependant un séjour prolongé dans une atmosphère d'acide carbonique, ou mieux d'anhydride carbonique, ne tarderait pas à entraîner la mort. D'après James, un chien meurt en trois minutes dans les célèbres grottes de Pouzzoles, près de Naples ; le chat survit quatre minutes, et l'homme ne résiste guère à un séjour de plus de dix minutes.

Les auteurs anciens rapportent que les oiseaux qui s'aventurent dans la vallée volcanique de Java succombent presque tous. Les accidents mortels survenus dans les caves, les fours à chaux, les caveaux de cimetières, les caves à drèche, sont fort nombreux.

Le sujet éprouve d'abord une sensation d'étouffement, une constriction spasmodique de la glotte, à laquelle succèdent un ralentissement de la respiration, l'abaissement de la température et la dilatation de la pupille.

Cependant, d'après Nysten, Bichat, Regnault et Reiset, le gaz carbonique serait inerte, simplement irrespirable, comme l'azote et l'hydrogène. Mais les expériences de Collard, de Martigny, de Paul Bert, de Brown-Séquard, etc., démontrent qu'en réalité CO^2 est toxique. En effet, lorsqu'on plonge un animal dans une atmosphère d'acide carbonique, la tête étant en dehors, on observe un abattement général. Les oiseaux ne tardent pas à mourir, frappés de paralysie. Dans les mêmes conditions, une grenouille meurt plus vite que si on la plonge dans une atmosphère de CO. D'après Landriani, si on fait respirer à une tortue CO^2 par une de ses trachées et de l'air par l'autre, on la voit succomber, alors qu'elle survit à la ligature d'une de ses trachées. — On sait d'ailleurs que CO^2 stérilise les ferments et arrête les fermentations.

A dose élevée l'acide carbonique agit comme un poison, à dose faible comme un anesthésique. Ozanam signala en 1858 à l'Académie des Sciences les propriétés anesthésiques du gaz carbonique.

Paul Bert faisant respirer à des animaux une atmosphère à 20 et à 40 p. 100 de CO^2, vit l'insensibilité se produire en une heure et demie dans le premier cas, en quatre ou cinq minutes dans le second. Il a déterminé que l'anesthésie se produit quand CO^2 atteint une proportion de 72 à 95 p. 100. Il a noté chez les animaux en expérience, en même temps qu'un ralentissement du rythme respiratoire, un abaissement de température de 3° ou 4°. De très jeunes rats meurent en deux minutes, par arrêt du cœur, dans CO^2, alors qu'ils vivent de quinze à vingt minutes dans l'azote ou l'hydrogène. Il résulte de ce qui précède que le gaz carbonique est non seulement irrespirable, mais encore toxique, quand il s'emmagasine dans l'économie en quantité suffisante.

Quelle est la quantité minima de CO^2 nécessaire pour rendre une atmosphère nuisible ? Tous les auteurs ne sont pas d'accord sur cette proportion limite. Il est généralement admis qu'une atmosphère contenant 12 p. 100 de CO^2 est toxique bien qu'on ressente des malaises quand on reste assez longtemps dans une atmosphère à 1 p. 100 de CO^2. Pour Pettenkoffer, l'air contenant un centième de CO^2 devient irrespirable. D'après les expériences de Leblanc, il suffirait de 8 millièmes de CO^2 pour que l'air devienne lourd et pénible à respirer.

La teneur moyenne de l'atmosphère normale en CO^2 n'étant guère en général supérieure à 3 p. 10.000, la limite de tolérance serait pour les hygiénistes de 8 p. 10.000.

c) Oxyde de carbone (CO).

Pour l'oxyde de carbone, sa toxicité ne fait pas de doute, et elle a été mise en lumière par les laborieuses recherches de Leblanc et de Cl. Bernard,

Quelle est son action ? Cl. Bernard a démontré sa grande affinité pour l'hémoglobine des globules rouges. Il déplace volume à volume l'oxygène de l'oxyhémoglobine et donne de la carboxyhémoglobine, combinaison plus stable que l'oxyhémoglobine. D'où il résulte que tant que le sang peut fixer de l'oxygène, il peut à plus forte raison absorber de l'oxyde de carbone. Dans l'intoxication par CO, la mort survient toujours avant que le sang en soit saturé; une partie de l'hémoglobine échapperait à son action toxique et resterait capable de fixer de l'oxygène, mais en quantité insuffisante pour entretenir la vie.

La discordance est complète entre les divers auteurs, quand il s'agit de fixer la dose toxique de CO.

« Quoique les hygiénistes, écrit Terni, tiennent beaucoup à savoir combien de CO il y a dans l'air chauffé, et quoiqu'ils soient d'opinion que ce gaz ne doit entrer dans l'air des appartements que dans des proportions extrêmement minimes, ils n'ont pourtant pas encore bien défini dans leurs traités, les méthodes d'analyse à suivre pour établir exactement jusqu'à quel point l'air peut contenir ce gaz, sans être toxique. »

En théorie, il faut condamner tout système de chauffage qui donne la moindre trace de CO, mais en adoptant ce critérium, il faudrait bannir tous les systèmes de chauffage, parce qu'ils produisent toujours des traces de CO, même avec un bon tirage.

D'après Leblanc, un moineau maintenu dans un milieu contenant 4 p. 100 d'oxyde de carbone, meurt immédiatement, et survit deux minutes dans un mélange au centième. Une atmosphère contenant 1 p. 100 de gaz, devient rapidement mortelle pour l'homme.

La mort surviendrait aussi dans un milieu à 1 p. 500 et plus lentement à 1 p. 1000.

D'après Fodor et Orfila, les quantités très minimes 0,45 à 0,54 p. 100) de CO, mélangées à l'air, suffiraient à tuer les animaux. Pour Gruber, de très petites quantités de CO sont très bien supportées, mais dès qu'elles dépassent la proportion de 0,07 à 0,08 p. 100, la respiration s'accélère et devient superficielle.

Cet état peut persister des journées entières, l'animal restant immobile et continuant à respirer le mélange.

Quand la proportion de CO s'élève à 1 ou 2 dixièmes p. 100, les symptômes dyspnéiques augmentent, et les animaux ont de la peine à conserver leur équilibre. Si l'on vient à forcer la dose du gaz toxique, ils restent couchés, et retombent aussitôt, s'ils essaient de se lever. A 0,4 p. 100, CO donne lieu à des phénomènes graves, mais ne tue pas. La mort se produit au contraire en trente à soixante minutes, si l'on dépasse cette limite.

Uffelmann fixe à 0,33 p. 100 la quantité de CO tolérable dans un litre d'air.

Gruber et Hempel concluent de leurs observations que des doses beaucoup plus faibles, telles que 1 p. 4000 et même 1 p. 5000 deviennent très rapidement dangereuses.

D'après Gréhant, la dose toxique pour les moineaux paraît comprise entre 1 p. 450 et 1 p. 400 ; ils succomberaient après une heure d'inhalation.

Pour le chien, la dose toxique a été chez un animal de 1 p. 300, pour un autre de 1 p. 250.

Les lapins paraissent plus résistants.

Dans une expérience, Gréhant soumet trois animaux : moineau, chien et lapin, à un mélangé titré à 1 p. 100 de CO. Le premier meurt en quatre minutes, le chien en quinze minutes et le lapin résiste après vingt minutes d'expérience. On voit qu'il y a des différences très notables suivant les espèces, et, dans une même espèce, suivant les individus. Il n'est donc pas douteux qu'il doit exister chez l'homme aussi des différences individuelles. Il est même probable que des doses excessivement faibles peuvent devenir dangereuses et exercer une action fâcheuse sur l'organisme humain. D'ailleurs, pratiquement, il est difficile de déterminer exactement la proportion nuisible du mélange gazeux, car d'autres facteurs, non moins importants, interviennent, tels que la proportion relative d'O et de CO^2 contenus dans l'air. Ce dernier surtout contribue à diminuer la proportion d'O et à rendre l'air moins respirable.

Tout récemment, enfin, M. Gréhant a démontré que CO, même dilué à 1 p. 6000 et même à 1 p. 60.000, peut encore se fixer dans le sang, suivant une dose proportionnelle à la durée d'inhalation.

On voit donc aussi qu'il faut faire intervenir, dans l'appréciation des doses toxiques, la durée pendant laquelle le sujet est en expérience. Du reste, il est démontré que l'intoxication oxycarbonée peut se produire même en plein air ou dans une pièce assez aérée (Brouardel).

CO, une fois absorbé par le sang, ne s'élimine qu'avec une grande lenteur, et, d'après Gréhant, il est éliminé en nature dans l'expiration. Or, qu'arrive-t-il dans une chambre ? C'est qu'il ne peut être éliminé. On comprend donc le danger de l'absorption de l'oxyde de carbone, d'autant plus qu'à la dose de 0,00005 dans l'air il suffirait à détruire la huitième partie de la quantité totale de l'oxyhémoglobine.

Maintenant que ces données, d'une importance

capitale, nous sont connues, voyons ce que devient l'air d'une chambre de dimension moyenne de 36 mètres cubes (3 mètres de large, 4 mètres de long et 3 mètres de haut) après une consommation de 3 mètres cubes de gaz ce qui est le débit habituel de trois heures d'un appareil.

Mathématiquement l'air de la pièce sera-t-il irrespirable et toxique ?

36 mètres cubes d'air renferment :

$$\frac{21,8 \times 36}{100} = 7 \text{ m. c. } 848 \text{ d'oxygène}$$

Or, 3 mètres cubes de gaz consomment :

1 m. c. 60 × 3 = 4 m. c. 80 d'oxygène et dégagent :

$$0 \text{ m. c. } 837 \times 3 = 2 \text{ m. c. } 512 \text{ de } CO^2$$

Il reste donc au bout des trois heures :

3 m. c. 048 d'oxygène dans l'air de la pièce, c'est à-dire que le rapport de 21,8 p. 100 est tombé à 8,40 p. 100 d'O et 6,97 p. 100 de CO^2.

D'après Giraud 1 mètre cube de gaz produit 2 gr. 426 de CO ou 1 l. 93. 3 mètres cubes produisent 5 l. 79. Il y aura donc au bout des trois heures une proportion de 0,014 de CO °/₀.

Nous regrettons que le temps nous ait manqué pour vérifier nous-même avec chaque combustible et sur divers appareils ces chiffres qui nous paraissent trop faibles. Nous espérons que des travaux ultérieurs jetteront la lumière sur cette question expérimentale encore obscure dont le dernier mot est encore loin d'être dit.

De nos calculs, basés sur les considérations d'ordre

uniquement physique et chimique, il résulte que la quantité de CO^2 dégagée par les appareils à gaz, à pétrole et à alcool est considérable. Mais cette quantité ne suffit pas à produire les accidents graves que quelques auteurs attribuent à l'action toxique de ce gaz. Toutefois les considérations d'ordre physique nous apprennent que l'air de la pièce se vicie par substitution de CO^2 à l'oxygène et si ce gaz n'est pas toxique, il est du moins irrespirable. D'où il suit « que dans une pareille atmosphère l'effet utile des mouvements respiratoires est diminué, ces mouvements sont alors plus fréquents ce qui produit une plus grande fatigue musculaire » (Gréhant) La quantité de CO nous intéresse bien plus, nous hygiénistes, et les calculs démontrent que même le meilleur des appareils, fonctionnant avec une régularité parfaite vicie l'air de la pièce ; une partie de l'oxygène pur est remplacé par une partie minime il est vrai de CO mais suffisant à entraîner des accidents graves parfois mortels que la clinique nous apprend à diagnostiquer et qui deviennent de plus en plus fréquents à mesure que l'emploi de ces appareils sans tuyau de dégagement se vulgarise dans le public.

CHAPITRE IV

Des calculs précédents il ressort nettement que ces appareils au gaz, au pétrole et à l'alcool, se tiennent dans la limite acceptable au point de vue physique. Comme le dit Giraud dans sa thèse, les produits de combustion des becs Auer et Bunsen, du poêle mobile, du réchaud à gaz, du poêle à pétrole, contiennent CO, mais en très faible quantité et renferment surtout CO^2.

Pouvons nous accepter intégralement sa deuxième conclusion : « on peut séjourner pendant plusieurs heures, sans inconvénient, dans les appartements où l'on se sert des appareils de chauffage dans les conditions habituelles, bien que le milieu ne soit pas inoffensif. Ce milieu ne devient toxique qu'après un temps assez long qui varie suivant le volume de la pièce. C'est au gaz carbonique seul qu'est due la toxicité ».

A cela, nous répondrons qu'il importe de différencier une expérience, de la répétition des actes de la vie courante. Sans doute le lapin que Giraud soumit à l'expérience ne présenta aucun symptôme de malaise ; mais ne savons nous pas que certains animaux offrent une résistance toute particulière vis-à-vis du gaz carbonique et de l'oxyde de carbone ? D'ailleurs, ne faut-il pas tenir grand compte des conditions de mauvaise respiration permanente. Dans cette atmosphère viciée, hypooxygénée, si l'on peut ainsi s'exprimer, l'intoxication par CO est favorisée et beaucoup plus rapide : les expériences de Gréhant sont très nettes à ce sujet.

Susceptibilité à CO. — La fixation de CO dans le sang a lieu même quand ce gaz toxique est dilué dans un très grand excès d'air, pour des mélanges compris entre $\frac{1}{6.000}$ et $\frac{1}{60.000}$. « Toutes les fois, dit Brouardel, qu'on respire dans une atmosphère chargée de CO, on tue, à chaque inspiration, un certain nombre de globules sanguins. C'est là un fait qu'il ne faut perdre de vue dans l'étude des intoxications lentes ».

Chez certains malades intoxiqués par CO, il y a de véritables réintoxications, avec des quantités infinitésimales de ce gaz. Le Dr Vleminska rapporte le fait suivant : « Quinze jours après son entrée à l'hôpital, alors qu'on était sur le point de la renvoyer guérie, une femme présenta des phénomènes d'empoisonnement rien qu'en se plaçant près d'un poêle de fonte chauffé au rouge. Ces phénomènes, consistant en accidents convulsifs, se renouvelèrent à deux reprises différentes, et cessèrent dès qu'on supprima la cause d'intoxication ».

Une objection plus grave contre cette tolérance de

cinq heures fixée par la thèse de Giraud, est la possibilité d'un mauvais fonctionnement de l'appareil, entraînant la combustion incomplète et le dégagement d'une plus grande quantité de CO dans la pièce. Donc, même au point de vue physique, il convient de faire des réserves au sujet de l'acceptabilité de ces appareils, et surtout sur la durée de la tolérance possible. En nous plaçant au point de vue médical pur, nous allons voir qu'une tolérance aussi longue ne saurait être accordée, à cause des accidents tantôt aigus, tantôt lents et chroniques, que l'histoire de ces appareils enregistre.

Ces inconvénients sont à peu près identiques à ceux des braseros et des chaufferettes, et qu'on nous permette de rappeler ici brièvement les dangers souvent mortels, que les braseros ont causés dans l'histoire des peuples, et qu'ils causent encore aujourd'hui, en Italie et en Perse notamment. Dans l'histoire nous voyons la mort de Philippe III, roi d'Espagne, mort empoisonné par l'oxyde de carbone dégagé d'un brasero. Récemment, en 1903, le Dr Jullien a eu l'occasion d'examiner une jeune fille qui, chaque année, depuis quatre ans, présentait, au début de l'hiver, des symptômes d'anémie assez prononcée. On constatait de la pâleur des téguments, une asthénie générale, avec vertiges, dyspnée, se produisant surtout par la marche en terrain montant, quelques troubles digestifs, avec caprices de l'appétit. Au même moment la menstruation était douloureuse. Ces troubles persistaient tout l'hiver, pour disparaître au printemps. Chaque année, un traitement rationnel institué amenait une amélioration qui n'empêchait pas la récidive l'hiver suivant. Frappé du caractère saisonnier de cette affection, le Dr Jullien procéda à une enquête, qui lui apprit que, redoutant le froid, la malade avait pour habitude, dès l'automne de ne plus guère s'éloigner du feu, et surtout de garder constamment sous les pieds, pendant la journée, une chaufferette abondamment garnie de braise. L'oxyde de carbone, dégagé en abondance, était à n'en pas douter, la cause de la destruction globulaire. A l'automne suivant, le Dr Jullien, comme remède préventif, se borna à proscrire l'usage de la chaufferette, et l'hiver se passa sans qu'apparût le moindre symptôme d'anémie.

Nous avons dit plus haut qu'en Perse, les accidents mortels sont toutefois exceptionnels. Cela tient à ce que les braseros servent à chauffer de vastes pièces, dont les portes et les croisées ne sont jamais, pour ainsi dire, hermétiquement fermées. Quant aux cheminées sans gaîne du département de Guilan, elles fonctionnent dans des pièces dont la porte d'entrée reste ouverte, de sorte que l'air afflue de tous côtés, par la porte, et par les fissures des murs en bois, recouverts de terre. Les individus, qui sont assis par terre ou couchés autour du feu, se trouvent enveloppés dans un courant d'air à peu près pur, et garantis de l'acide carbonique et de l'oxyde de carbone.

Il ne s'en suit pas que ce mode de chauffage soit exempt de tout danger, et les accidents chroniques sont certainement très fréquents, mais le plus souvent passent inaperçus ou sont attribués à toute autre cause.

L'emploi de la combustion directe, pour le chauffage, serait bien plus dangereux dans les pays froids, avec les constructions nouvelles surtout. Là, tout doit être disposé pour que les gaz et la fumée de la combustion soient amenés au dehors par des voies spéciales, car les portes et fenêtres joignent bien et restent toujours soigneusement fermées.

Nous allons maintenant étudier les dangers qu'offrent les divers appareils de chauffage au gaz, au pétrole, à l'alcool :

1° Dans les appartements ;

2° Dans les cuisines ;

3° Dans les salles de bains.

Mais ici une distinction s'impose. Tandis que les appareils de chauffage des appartements et des cuisines déterminent des accidents frustes, lents, mais progressifs, une sorte d'intoxication chronique, aboutissant parfois a la mort, les chauffe-bains tuent parfois rapidement les malheureuses personnes qui s'en servent. L'intoxication est rapide, les accidents parfois très graves. Les chauffe-bains présentent donc des dangers immédiats, sur lesquels nous insisterons.

Intoxication lente.

L'intoxication par l'oxyde de carbone n'est pas rare ; et sans parler de ces intoxications subitement mortelles, criminelles ou non, dont les journaux rapportent quotidiennement des exemples, combien n'y a-t-il pas de ces intoxications chroniques, dont la vraie cause est méconnue, et dans lesquelles les troubles morbides constatés, anémie et asthénie persistantes, névralgies tenaces, troubles morbides parfois saisonniers, nous l'avons vu, sont rapportés à une toute autre origine, et qu'on est parfois loin d'imputer à l'oxyde de carbone.

Il existe d'abord une intoxication par CO, pour ainsi dire professionnelle, comme l'admettent MM. Morat et Doyon, à évolution lente, mais fatale, chez les cuisinières, les blanchisseuses, qui brûlent du charbon de bois, du gaz, ou de l'alcool, sans évacuer au dehors les produits de la combustion complète ou incomplète. Dans ces professions il est vrai les troubles chloro-anémiques, névralgiques, asthéniques sont bien reconnus comme des troubles d'intoxication oxycarbonée. Mais il est un autre danger auquel sont exposées les blanchisseuses et les cuisinières, en état de grossesse ; c'est l'avortement. Quinquaud et Gréhant ont communiqué à ce sujet à l'Académie des Sciences en 1883 les résultats d'une expérience très intéressante. Après avoir maintenu dans une atmosphère oxycarbonée des chiennes en état de gestation, ils les ont sacrifiées, et ont trouvé, dans le sang des fœtus, de l'oxyde de carbone, en quantité six fois moindre, il est vrai, que dans le sang maternel. Que résulte-t-il de cette intoxication fœtale ? C'est que le fœtus mort, l'avortement se produira. Ce qui se produisit chez la chienne, soumise à une intoxication aiguë, doit vraisemblablement se produire chez une femme qui s'expose à une intoxication chronique. Et qui sait si beaucoup d'avortements suspects ne sont pas en réalité bien involontaires, et attribuables à l'empoisonnement, par l'oxyde de carbone, de la mère et du fœtus. Le mécanisme de l'empoisonnement par CO n'est, en dernière analyse qu'une asphyxie, aiguë ou lente et torpide, suivant les cas. Nous nous expliquons : CO, forme avec l'hémoglobine des globules rouges une combinaison stable, qui empêchera la formation d'oxyhémoglobine, nécessaire à entretenir la vitalité des tissus. Les hématies chargées d'oxyde de carbone seront absolument impropres à assurer l'hématose, et ne seront, au point de vue de la respiration des tissus, que des éléments nuls. Cette insuffisance de l'hématose aura, comme premier résultat, une anémie plus ou moins considérable. D'après certains auteurs, cette anémie serait une cause adjuvante de premier ordre pour l'éclosion de la tuberculose, par l'action déprimante qu'elle exerce sur tous les tissus, dont elle diminue partiellement le pouvoir de résistance à l'infection. Chloro-anémie, avortements involontaires, prédisposition à la tuberculose, tels sont les résultats de l'intoxication oxycarbonée, professionnelle ou non. Il importe donc au plus haut degré pour dépister ces accidents, d'en connaître la symptomatologie (et celà d'une manière aussi précoce que possible).

Au début, le sujet présentera des symptômes d'anémie, avec céphalée, quelques vertiges. Peu après apparaîtront des troubles de l'intelligence, de l'obnubilation intellectuelle ; mais ces troubles n'atteindront pas d'emblée toute leur intensité; ils s'établiront insidieusement, et ce n'est que par une observation attentive que l'on arrivera à les révéler.

La tendance fréquente à la syncope est un fait connu de tous : on a même signalé des parésies oculomotrices. Mais en somme le fait dominant, le premier qui se présentera généralement à l'observateur, c'est l'anémie, avec sa symptomatologie plus ou moins complète : asthénie, vertiges, épistaxis fréquentes, insomnie (etc.), les professeurs Morat et Doyon ont signalé également de l'irritabilité, et d'autres troubles nerveux(hallucinations, amnésies périodiques obscurcissement de la conscience, etc.)

Observation

(Dûe à l'obligeance de notre camarade le Dr Rouzaud.)

En février 1906, Mme C..., cuisinière se plaignait depuis deux mois de céphalée, de faiblesse générale, de diminution de l'appétit. La maîtresse de la maison la conduisit chez le médecin de la famille, qui ne trouva aucune lésion organique. Il prescrivit des toniques qui n'apportèrent aucune amélioration dans l'état de la malade. Quelques jours plus tard, la maîtresse de maison séjourna deux heures à la cuisine auprès d'un fourneau à gaz, pendant que la cuisinière repassait.

A son tour elle fut prise de céphalée violente, et aussitôt elle pensa à une fuite possible de gaz, des recherches furent faites dans ce sens, mais on ne trouva rien. En réalité il s'agissait d'une combustion incomplète du gaz, dans une pièce hermétiquement close. C'était en effet depuis le début de l'hiver que la cuisinière avait ressenti ses malaises, dus à une véritable intoxication par l'oxyde de carbone. La maîtresse eut soin alors de tenir ouverte la porte de la cuisine et au bout de quelques jours l'état général de la cuisinière, débarrassée de ses malaises, était redevenu normal.

Intoxication aiguë par les chauffe-bains. — D'une série d'articles publiés sous la rubrique « Les chauffe-bains qui tuent », en mai 1903, par le journal *Le Bâtiment* et sous la signature d'un architecte distingué, M. Stanislas Ferrand, il appert que les chauffe-bains sont très dangereux ; et d'une enquête spécialement ouverte pour recueillir l'avis des correspondants et des personnes compétentes en la matière, il s'est dégagé cette opinion générale, que le meilleur chauffe-bain ne vaut rien, car il est toujours susceptible de causer la mort de son possesseur, par explosion, asphyxie ou empoisonnement.

Quelques exemples prouveront d'ailleurs, bien mieux, le danger réel des chauffe-bains que ne sauraient le faire toutes les théories.

Observation de Drew

(*British medical Journal*, 5 janvier 1901, page 40.)

Les dangers des appareils à gaz, sans issue spéciale de ventilation, employés au chauffage des bains (copie de la *Revue d'hygiène* 1901 p. 651).

Une enquête de l'auteur, attire l'attention sur les dangers trop fréquents ignorés du public, que cause l'emploi d'appareils à gaz, pour chauffer l'eau des bains, quand ils ne comportent pas de conduit spécial d'aération.

Un jeune homme de quinze ans, fut trouvé mort dans une salle de bains mesurant 8 × 4 × 8 pieds (1 pied = 0 m 3048), dans laquelle le seul moyen de ventilation, consistait en une fenêtre, que l'on trouva d'ailleurs fermée. Il fut établi que le fonctionnement des appareils était régulier. A l'autopsie, le sang était rutilant et vermeil, indice indiscutable d'une intoxication par l'oyde de carbone. On prétendit que l'appareil ne produisant pas de fumée, il ne nécessitait pas un tuyau spécial de ventilation. Le jury rendit son verdict pour « mort accidentelle par intoxication oxycarbonée dans une chambre non ventilée, où l'on brûlait du gaz ».

« En France, dit Cartin, on utilise beaucoup ces appareils, surtout à Paris, où l'on voit des chambres minuscules, pompeusement qualifiées de salles de bains, alors qu'on aurait pu plus justement les appeler « salles d'empoisonnement ». J'ai vu pour ma part un accident mortel, et j'ai pu sur moi-même constater le danger de ces prétendues salle de bains. »

Observation dûe à l'obligeance
de M. le médecin major Schneider.

Le 6 novembre 1904, nous sommes appelés d'urgence, vers 9 heures du matin auprès de M. le lieutenant X... retiré trois quarts d'heure auparavant, en état d'asphyxie, d'un bain qu'il prenait à son domicile.

M. X... s'était enfermé à 8 heures moins un quart, dans sa salle de bains, pourvue d'un chauffe-bain à gaz. A 8 heures, une bonne remarquait sans y attacher d'importance, que le corridor sur lequel ouvre la porte de la salle, était envahie par une légère fumée d'odeur âcre. Vers 8 h. 1/4, l'ordonnance, entendant des plaintes, ouvrit la porte. L'officier était étendu dans la baignoire, la tête hors de l'eau, mais livide et râlant. Enlever l'officier de la baignoire, le transporter dans son lit, furent l'affaire d'un instant. Quelques minutes après, M. le Dr Watelet, mandé en toute hâte, était auprès du malade. L'officier était certainement demeuré dix minutes, dans la salle de bains, complètement fermée. Détail important : l'ordonnance fut incommodé, dès l'entrée, par une odeur désagréable, qui le saisit à la gorge.

A notre arrivée, nous trouvons M. X... dans le décubitus horizontal, la tête inclinée sur l'épaule gauche, les yeux mi-clos, sans résolution musculaire. Il possède encore toute sa connaissance, la conscience paraissant seulement un peu obscurcie. Les téguments sont pâles, la face est livide. Les paupières, le lobule du nez et les lèvres ont une teinte bistre, plombique caractéristique. La muqueuse labiale, les ongles sont cyanosés, les extrémités froides. Autour des narines, principalement au niveau de la sous-cloison, se se dessine un anneau formé par un dépôt de suie.

Pouls : 84, régulier, vibrant, satisfaisant en somme. T. = 36°.

Pas de dyspnée. Absence de signes pulmonaires ou cardiaques.

Nausées, envies de vomir,

Sensibilité obtuse, réflexes conservés. Myosis, agitation. Déplacements fréquents de la tête sur l'oreiller.

L'intoxication par des gaz de combustion n'étant point douteuse, le traitement suivant est institué : Inhalations d'oxygène de deux minutes de durée, répétées à intervalles de deux minutes, stimulants diffusibles (thé léger, grogs chauds) à doses modérées, boules chaudes autour du corps. Dans les premiers moments, les inhalations d'oxygène semblent produire un bon résultat ; le malade les accepte volontiers ; la température du corps paraît s'élever.

9 h. 1/4. — Agitation. M. X... veut vomir, s'assied sur son lit, fait quelques efforts sans résultat, et retombe. La respiration s'accélère le pouls mollit et passe à 96. — Injections sous-cutanées de 2 centimètres cubes d'éther.

9 h. 1/2. — Agitation considérable. Subdélire. Pouls encore plus faible = 100. Accélération notable de la respiration.

Des râles muqueux, abondants, apparaissent aux deux bases. Oxygène, injections successives de 4 centimètres cubes d'éther et de 0 gr. 50 de caféine. Ventouses sèches.

Aucune amélioration. Les râles envahissent en quelques minutes, « sous l'oreille » les deux poumons. — Râle trachéal sonore. Dyspnée. Pouls ondoyant = 120. — L'agitation s'accroît. M. X... veut se lever, cherche à échapper de son lit. Refroidissement des extrémités, et cyanose des lèvres plus accusés.

Mise en œuvre de tous les moyens; oxygène, ventouses scarifiées, injections d'éther, frictions sur les membres. Café alcoolisé (etc.).

Les ventouses scarifiées (une vingtaine) donnent issue à un sang rouge foncé, asphyxique, se coagulant mal.

10 h. 1/4. — Le malade rejette par la bouche une grande quantité de liquide spumeux.

11 heures. — Agonie. Mort à midi et demi, dans un spasme généralisé, avec rejet d'une énorme quantité de spume par les narines et la bouche.

M. X... a donc succombé à l'asphyxie créée par l'encombrement bronchique, consécutif à la paralysie des muscles lisses de Reissessen, résultant elle-même de l'action sur le centre respiratoire de l'hémoglobine oxycarbonée. C'est du moins l'impression qui nous a paru se dégager du dramatique spectacle que nous avons eu sous les yeux. L'accident s'explique facilement par l'absence, au-dessus du chauffe-bain, comme d'ailleurs dans beaucoup de maisons parisiennes de tout tuyau de dégagement pour les gaz, qui s'échappaient dans la pièce même, et par une fatalité extraordinaire le malheureux officier avait maintenu la pièce fermée pendant la préparation de son bain.

Mme X..., qui avait pris un bain quelque temps avant son mari, avait été incommodée par une odeur très forte, mais avait eu la précaution de laisser largement ouverte la porte de communication donnant sur le corridor. Le chauffe-bain est de la marque X... Il se compose d'une sorte de manchon cylindrique de cuivre, haut d'environ 0m40. placé au pied de la baignoire, et à 20 centimètres de son bord supérieur, entourant une chaudière également cylindrique traversée par l'eau. L'orifice supérieur du manchon est ouvert. Gaz et eau arrivent par des conduites différentes Le gaz parvient à une rampe placée sous la chaudière, et à l'intérieur du manchon. L'eau sort de l'appareil par un long tube à extrémité légèrement recourbée. Les gaz de combustion s'échappent par l'orifice supérieur du manchon.

Communication verbale de M. le médecin-major CHAVIGNY

Un officier supérieur avait l'habitude, dès son lever, de se rendre dans une petite pièce, voisine de sa chambre, très mal aérée et très obscure, dans laquelle était installée une baignoire, avec un chauffe-bain à flotteur. A peine entré dans sa baignoire, il remarqua que sa bougie s'éteignait progressivement, et de légers malaises l'avertissaient d'un danger imminent. Il se précipita vers la porte qu'il ouvrit, évitant ainsi tout malheur. Voici comment l'officier s'expliquait la présence du gaz délétère dans la chambre: l'eau de la ville arrivait dans la baignoire sous une forte pression, et chargée, croyait-il, de gaz nocifs. En réalité le gaz dangereux provenait de la combustion incomplète du gaz dans l'appareil.

Voici, à propos d'un accident mortel survenu l'an dernier à Paris, ce qu'avait l'obligeance de nous écrire le médecin chargé de faire les constatations, M. le Dr Thorel :

Mon cher confrère,

Comme vous le pensez, les accidents produits par le chauffe-bain au gaz, tel qu'on le voit partout, sont fréquents, et heureusement ne sont pas souvent mortels. Pour ma part, j'en ai observé plusieurs qui n'ont pas eu une issue fatale, grâce au sang-froid des victimes, qui ont pu ouvrir à temps les portes et les fenêtres de la salle où était la baignoire, et qui sont tombées ensuite au dehors assez lourdement pour attirer des personnes de la maison qui ont pu venir à leur secours. Pour l'accident sur lequel vous me demandez des renseignements, les choses se sont passées comme il suit : Un chauffe-bain, placé à 60 centimètres au-dessus de la baignoire, était imprudemment resté allumé. Une baignoire très grande, pouvant contenir plusieurs personnes à la fois, était à moitié remplie ; les gaz délétères s'y accumulaient. Trois fillettes se baignaient en même temps. Peu de temps après, la plus petite se plaignait violemment. On la retirait de l'eau pour l'emporter dans une pièce à côté, où elle était en quelques instants calmée et remise. Presque aussitôt l'aînée, se sentant mal à l'aise, sortait du bain et tombait sur le plancher à moitié évanouie. La personne qui surveillait les enfants, et l'avait aidée à sortir de l'eau, tombait également. A ce moment, la mère des enfants, qui était occupée avec un plus petit, entendant du bruit, accourait et trouvait la troisième fillette enfoncée dans l'eau. L'asphyxie l'ayant rendue inerte, elle s'était affaissée et noyée.

Cet accident s'explique par les raisons suivantes : par la négligence du personnel qui avait laissé le chauffe-bain allumé, par la position de celui-ci au-dessus de la baignoire, et en même temps par les dimensions de la baignoire qui, trop grande et trop profonde, permettait aux gaz dégagés de s'accumuler au-dessus de l'eau.

Mais une objection se pose. La mort dans ces cas brusques n'est-elle pas due à une accumulation de CO^2 dans le sang ? Nous ne le croyons pas, car le tableau présenté par les malades n'est pas celui de l'asphyxie par CO^2, qui s'accompagne de convulsions. L'organisme subit une anesthésie progressive et la mort envahit un corps que le gaz carbonique, ici bienfaisant, a privé de la conscience et de la sensibilité avant de lui enlever la vie. Des soldats à demi asphyxiés par un brasier à Bilbao, un malade observé par Graefe, malade qui fut en partie asphyxié dans les grottes de Pyrmont, et Hermbstædt, qui fut victime d'un accident analogue, disent avoir éprouvé des sensations fort agréables, pendant leur asphyxie, avant la période d'inconscience, sensation de bien-être, sons délicieux, lumière éclatante, etc.

Ici, au contraire, il s'agit en réalité d'une intoxication rapide, d'un empoisonnement aigu par l'oxyde de carbone. D'ailleurs, le fait de l'intoxication aiguë par les chauffe-bains est facile à expliquer. Aujourd'hui, en effet, les salles de bains sont habituellement trop exiguës. Leurs dimensions dans les appartements sont toujours commandées par l'étroitesse de l'emplacement à un endroit écarté et obscur. En un mot, l'oxygène y est compté, pesé en quelque sorte, et la ventilation naturelle par des fenêtres ou des portes est tout à fait illusoire.

Une raison non moindre, qui explique à elle seule la gravité des accidents observés, c'est la quantité considérable de combustible qu'il faut brûler en très peu de temps pour porter l'eau à la température voulue. Ce fait augmente considérablement les chances d'une combustion incomplète et par suite les dangers de la production d'oxyde de carbone.

En outre, depuis quelques années, on utilise beaucoup le gaz à l'eau, d'où un danger plus grand encore. A Paris surtout, ces diverses raisons motivent le nombre considérable des décès, dont la cause est parfois méconnue, par empoisonnement oxycarboné ; les chambres y sont très minuscules, bien que portant le nom de salles de bains.

Enfin un fait qui concourt à occasionner la mort en même temps que les gaz toxiques, c'est l'impossibilité dans laquelle l'individu, surtout l'enfant, se trouve de fournir l'effort suffisant pour sortir de l'eau dès qu'il ressent les premiers effets de l'intoxication. Hors de la baignoire, on aurait encore la force de se traîner et d'appeler au secours ; dans l'eau, le sujet ne peut plus lutter contre le poison qui le tue.

CONCLUSIONS

I. Il y a quelques années, à peine, que l'Académie de Médecine a dû engager une lutte nécessaire contre les appareils défectueux de chauffage domestique. Elle obtint alors gain de cause contre la vogue dont jouissaient les poêles à combustion lente, et à tirage insuffisant.

II. Très commodes, ces genres d'appareils étaient entrés fort loin dans la faveur du public. Aussi, depuis ces dernières années, les constructeurs ont-ils lancé dans la circulation des appareils de chauffage ayant les mêmes avantages pratiques que les poêles mobiles.

III. Mais, s'ils en ont les avantages, ils en ont en même temps les inconvénients : Ils ne sont munis d'aucun conduit spécial pour l'évacuation des produits de combustion, et ceux-ci se répandent dans l'atmosphère de la pièce à chauffer.

IV. Au point de vue hygiénique, ces appareils sont absolument répréhensibles, et le devoir de l'hygiéniste est d'attirer l'attention sur les dangers auxquels ils exposent le public, pour les faire condamner.

BIBLIOGRAPHIE

Abramovitsch (Selic-Folix). — Contribution à l'étude de l'intoxication par l'oxyde de carbone. Lyon, Thèse méd. 1897-98, n° 165.

Aimé Girard. — *Bulletin de la Soc. d'encouragement pour l'industrie nationale*. Octobre 1894, p. 625.

Albert Levy et Pecoul. — Appareil pour le dosage de l'oxyde de carbone dans les appartements. *Bull. de l'Acad. de med.*, 24 janvier 1905, p. 47.

Arnould.— Traité d'hygiène, 1902.

Barthelemy et Magnan. — Intoxication par les vapeurs de charbon. (*Ann. d'hyg. et de méd. leg.* 1881, t. VI, p. 407.)

Basquin (P.). — Chauffage et ventilation des édifices. (*La construction moderne XI et XII*, 1895-97. *Bâtiment* (Le), n°s des 10, 14. 17 mai 1903.

Bernard (Claude). — Leçons sur les effets des substances toxiques. Paris 1857.

Berthenson (Léon). — L'industrie du pétrole au point de vue sanitaire. (*Rev. d'hyg. et de police sanitaire*, année 1897, p. 769.)

Bosc. — Traité complet théorique et pratique de chauffage et de la ventilation des habitations particulières et des édifices publics.

Bonant (E.). — Dictionnaire de chimie, article methylique (alcool).

Boutmy. — Dangers des poêles américains. (*Ann. d'hyg.* 1880, t. III p. 481.)

Brouardel. — Les asphyxies par les gaz, les vapeurs et les anesthésiques. 1896. Paris.

Communication sur l'intoxication rapide par l'oxyde de carbone des briquettes employées pour le chauffage des voitures. (In *Bul. de l'acad. de méd.*, 1894, p. 76, t. XXXI.)

Brouardel. Descoust et Ogier. — Un cas d'empoisonnement par CO. (*Soc. de méd. leg.*, 12 février 1894.)

Bruneau (Marius). — Contribution à l'étude de l'intoxication par CO, et particulièrement de l'anat. path. et des signes de cette intoxication. Th. Paris 1892-93, n° 67.

Bruneau (Paul-Clément). — Empoisonnement par le gaz d'éclairage. Recherche sur les propriétés physiol. du propylène. Th. Paris 1884-85, n° 229.

Camus et Pagniez. — Fixation de l'oxyde de carbone sur l'hémoglobine des muscles. (*Société de biologie*, 27 juin 1903).

Cartin. — *Rev. d'hyg. et de pol. sanitaire* 1901, p. 651.

Chavigny. — Le chauffage privé au pétrole (*Rev. d'hyg. et de police sanitaire* 1901, p. 35).

Chevalier. — Accidents déterminés par les gaz résultant de la combustion du bois et du charbon. (*Ann. d'hyg. publ. et de méd. lég.*, 2e série, 1864, t. XXII, p. 62).

Coulier. — Article « chauffage » du dictionnaire encyclopedique des sciences médicales, 1re série t. XV.

Courmont (J.) et Lesieur. — Atmosphère et climat, *in* traité d'hygiène par Brouardel et Mosny, 1906, fascicule I.

Delage (Léon-Camille-Fernand). — Des lésions intestinales dans l'empoisonnement par l'oxyde de carbone. Thèse Paris 1895-96, n° 400.

Demonet (E.). — Contribution à l'étude des symptômes de début d'intoxication par CO. (*Revue d'hygiène et de police sanitaire*, 1905, 20 août, n° 8, p. 695).

Denfer. — Fumisterie, chauffage et ventilation. Paris 1896.

Dictionnaire des arts et manufactures, article « chauffage et combustible ».

Die Gasheizung beurtheilt vom Fachmann *Deutsche Bauzeitung*, 1894.

Drew. — *Brit. méd. journal.* 5 janv. 1901, p. 40. The dangers of geysers without spécial flues.

Duclaux. — Chauffage des appartements, in *Ann. d'hygiène*, tome XIII, 1885.

Gallard. — Art. chauffage du nouveau dictionnaire de méd. et de chirur pratique, t. VII.

Gasheizung und Gasœfen. Gesundheitz ingénieur, 1895, n° 3, 4 et 5.

Gauthier (A.). — Danger du chauffage des voitures publiques par la combustion lente de charbons agglomérés (*Ann. d'hyg.*, 3e série, t. VII, p. 333, année 1883.

— *Id.*, p. 368. Gaz d'éclairage dans les appartements.

Geneste-Herscher et Somasco. — Sur la condition de l'air qu'il convient d'introduire dans les habitations chauffées et ventilées artificiellement, Congrès d'hyg. Paris, 1878.

Giraud. — Pouvoir toxique des produits de combustion des appareils d'éclairage et de chauffage par le gaz. Lyon, th. pharm. 15 février 1906.

Gréhant. — *Compte rendu à la Soc. biol.*, année 1879.

— *Annales des scienc. nat. zool* 1887, art. n° 8.

— Combustion du gaz d'éclairage. (*Société de biologie*, 1888).

— Recherches de physiologie et d'hygiène sur l'oxyde de carbone (*Journal de l'anat. et de la physiol.* 1889, p. 454).

— *Journal de l'anatomie et de la physiologie*, année 1889.

— Les poisons de l'air. 1890.

— L'oxyde de carbone. (Paris, 1903. *Encyclopédie Léauté*).

— Intoxication larvée par CO. Oxyde de carbone et gaz d'éclairage. (*in Tribune médicale*, 7 janvier 1905 et 29 avril 1905, p. 265.)

— Conférence sur l'air vicié par la respiration et par la combustion. (*In Bul. soc d'encour. pour l'indust. nationale*, n° du 30 juin 1906, p. 649.)

Guiraud. — Manuel d'hygiène.

Habermann. — Gesundheit. Ingénieur. 1894, p. 39. Uber Gasheizung, Gaspreise und Mullbeseitigung.

Hirtz (E.). — Intoxication larvée par CO. (*Ann. d'hyg. et de méd. lég.* 1905, p. 266.)

— *Société de thérap.*, 1905.

Hudelo. — Des altérations de l'air des appartements par le chauffage au gaz. (*Ann. d'Hygiène*, t. XLIV, p. 528, année 1876.).

Jean (F.). — Dosage d'oxyde de carbone et d'acide carbonique dans l'air vicié. (*Journal de pharm. et de chim.* 1903, p. 418, t. I.)

Jullien. — Intoxication oxycarbonée par une chaufferette. (*Rev. génér. de cliniq. et de thérap.* Décembre 1902.)

Jungfleish. — Manipulations de chimie. Paris 1886.

Laborde (J.-V.) — De l'intoxication par l'oxyde de carbone à propos des poêles mobiles.

Labussière (Constant). — De l'hygiène de chauffage. Paris thèse méd. 1902-1903, n° 154.

Lancereaux. — Poêles mobiles. (In *Bull. de l'acad. méd.* 1889, t. XXI, p. 161, 425, 461.)

Langlois. — Manuel d'hygiène.

Larbaletrier. — « L'alcool ».

Leblanc. — Recherche sur la composition de l'air confiné. (In *Ann. de physiq. et de chim.*, 3ᵉ série. t. V, p. 223.)

Leblanc (Félix). — *Comptes rend. à l'Ac. des Sciences*, t. XXX.

Le Dosseur (Louis). — Des troubles intellectuels consécutifs à l'intoxication oxycarbonique. Paris thèse méd. 1901-1902, n° 45.

Lefèvre (J.). — Le chauffage.

Léon (Pierre). — Du monopole de l'éclairage et du chauffage par le gaz à Paris. Paris thèse dr. 1900-1901.

Leroy de Mericourt. — Accidents dûs aux poêles américains (in *Annales d'hyg.*, 1880, t. III, p. 258.

Michel Levy. — Traité d'hygiène publique et pratique, 5ᵉ édition 1809, t. I.

Moissan. — Sur les empoisonnements par CO (dans le *Bul. Acad. méd.*, 1894, p. 249.)

Molas. — Les chauffe-bains au point de vue hygiénique. (*Revue d'hyg.*, 1905, p. 606.)

Monserrat et Brisac. — Le gaz et ses applications. Paris 1892 (Bib. des connaissances utiles.)

Morandon de Montyel (E.). — Le chauffage des bains dans les services d'aliénés. (In *Ann. d'hyg. publiq.*, 1893, p. 305, 3ᵉ série, t. 29.

Morat et Doyon. — Traité de physiologie humaine.

Moureaux (Léon). — L'expertise médico-légale dans les cas de mort dus à l'oxyde de carbone, th. Lyon 1903-04, n° 76.

Netter. — Le chauffage au gaz. (In *Rev. d'Hyg. et de police sanitaire*, p. 917, année 1894.)

Nicloux. — *Comptes rendus*, t. CXXVI, p. 746.

— Dosage de l'oxyde de carbone (*Journal de pharm. et de chimie*, t. XXXIX p. 161.)

Proust. — Traité d'hygiène.

Putezys (F. et E.). — Hygiène dans la construction des habitations privées.

Regnaud et Villejean. — *Comptes rendus de l'Acad. des sciences*, 1885.

Richard (E.). — Chauffage des habitations au gaz (*Rev. d'hyg.*, t. XVIII, 1896, p. 119.)

— Le chauffage et la ventilation par l'électricité. (*Rev. d'hyg.*, t. XVIII, 1896.)

Riche (A.) et **Halphen.** — Le Pétrole 1896.

Rochard (J.). — *Encyclopédie d'hygiène et de méd. publ.*

Ser (L.). — Traité de physique industrielle, Paris 1888.

Schmith. — *Rev. d'hyg.*, 1895.

Sidersky. — Usages industriels de l'alcool 1903.

Terni (Camille). — Recherche de l'oxyde de carbone dans l'air des lieux chauffés (*Rev. d'hyg* , 1893, p. 377.)

Thiess (F.). — Emploi des résidus de naphte (Masut) pour le chauffage en Russie (Gesundheits Ingénieur, 1893 n° 21.)

— *Revue d'hyg. et de pol. sanitaire*, 1894, p. 82.

Trélat. — L'aérage et le chauffage des habitations. (*Rev. d'hyg.* t. VIII, 1886, p. 471.)

— Régime de la température et de l'air dans la maison. Congrès d'hyg. La Haye 1886.

— Théorie du chauffage des habitations. (*Rev. d'hyg.* 1891, p. 1085.)

Vallin. — La distribution du chauffage. (*Rev. d'hyg.* t. II, 1880.)

— Les dangers des poêles mobiles (*Ibid.* II, 1888.)

— Autour d'un poêle. Recherche anémométrique. (*Ibid.* VI, 1884.)

— Les poêles mobiles et à combustion lente. (*Ibid.* XI, 1889.)

Vialettes (Étienne). — Des accidents consécutifs à l'empoisonnement par CO au point de vue médico-légal, Paris, thèse, 1894-95, n° 328.

Wazon (A.). — Chauffage et ventilation des édifices publics et privés. Paris, 1885.

Willy sachs. — *Deutsche Viertesj. f. œff. Gesundheitspflege*, XXXI, p. 480.

— L'empoisonnement par l'oxyde de carbone dans ses indications cliniques hygiéniques et medico-légales, 1900.)

Wurtz. — Dictionnaire de chimie.

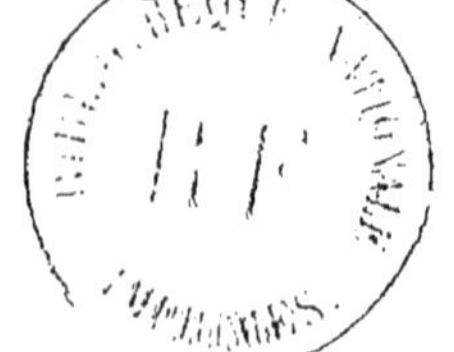

TABLE DES MATIÈRES

ERRATA

Page 52, 2e alinéa. — Au lieu de : Toxicité des divers contenus, etc.
Lire : Toxicité des divers *gaz* contenus, etc.

Page 55, 4e alinéa. — Au lieu de : En effet.
Lire : En *effet*.

Lyon. — Imp. A. Storck et Cie, 8 rue de la Méditerranée

www.ingramcontent.com/pod-product-compliance
Ingram Content Group UK Ltd.
Pitfield, Milton Keynes, MK11 3LW, UK
UKHW021552260726
13993UKWH00002B/797